獻給我的家人

目次

各方推薦

王婉諭（時代力量黨主席）

精神障礙者在疾病復發、慢性化或走向復元的漫漫長路上，與主要照顧者都面臨你我難以想像的身心磨損。這本書讓我們有機會從障礙當事人、家屬及機構一線人員在日常生活的實踐經驗，思考我國的精神衛生政策在規劃及執行上，如何讓各自隸屬於衛政、社政及勞政的服務資源與運作模式，可以協助緩解家屬及居民對於患者回到社區的擔憂，成爲精障者重建生活結構的重要輔具。

李昀（精神障礙經驗者、權益倡導者）

看著這本書對於現有制度有著深刻評析、卻始終從經驗者的角度出發，書寫眞實需求與困境，甚至爲對方打抱不平，我知道作者不只是學者，還是精神障礙的夥伴與盟友。終於不是傳統上由外向內的窺探視角，而是同理並希望改變現狀的夥伴視角。感謝有一本書願意討論，如何還給被社會剝除一切的精神病人，只是一個家的簡單盼望。

張子午（《報導者》主編）

圍繞著精神疾病，有太多無解，不管醫療再進步、再多立意良善的修法變革，或加強大衆衛教觀念，社會看待精神病人的眼光，仍數十年如一日抱著道德化的恐懼，癥結到底在哪裡？本書全面爬梳政策變革、實務現場、質性訪談，深入揭開過度傾斜的精神醫療專業中，長期被忽視的社區支持系統，才是導致精神疾病無望的根源，而「康復之家」這個不常爲人所知的場域，又如何在現實的縫隙中，如一根飄蕩的浮木，顫顫巍巍帶著患者尋找回家的路。

陳正芬（國立台北護理健康大學長期照護系教授）

我們不會稱呼糖尿病患者爲「血糖障礙者」，卻標定精神病患爲「精神障礙者」?!這個身分的標定不僅讓精神病患無法自在地在社會生活，返家之路更是漫長與艱困。這本書兼顧病患、家屬與工作人員的多重視野，更深入指出台灣推動多年，但發展始終蹣跚的康復之家的定位議題，是台灣社會面對精神疾病議題難得的重要書籍。

陳仙季（中華民國康復之友聯盟理事長）

精神病患的照護需求應是就學、就業、就養與就醫，然而政府長期卻以管理思維，希望病人不要在社會上「出事」，而將資源投入在精神醫療，導致社區照護的資源嚴重不足。因此，住宿型的精神復健機構原本應是「中途之家」，卻逐漸成爲精神病患長期住宿的「終途之家」。雖然政府近年來積極於社區布建多元居住服務，如六人居住的社區家園、團體家屋或補貼租金予個人租屋等，但實際推動發展的狀況卻滯礙緩慢，關鍵因素爲日間資源無法因應住民的日間生活需求。

本書實際訪談多位精神康復者的生命故事，藉由故事啟發大家審思，回到「人」基本的權利，他們與大家一樣，對自己有期許，希望自己做些有貢獻的事，然而如何引導他們實踐希望，建立有目標、有自尊的生活，除了提供安身立命處所之外，還需要友善的環境、工作、社群同儕的網絡等有助於賦歸社會的資源。期待本書的出版，能爲精神障礙者帶來希望和行動力，促進精神障礙者邁向復元與回家之路。

陳景寧（中華民國家庭照顧者關懷總會秘書長）

精神病患回家、回歸社區原本應該是理所當然的事，但過去的討論大多聚焦在恐懼、歧視與對立，精神病患與家屬彷彿隔絕於社會，如同幽靈般存在。本書兼具實證與人本觀察，鉅細靡遺地解析精神病患回家的挑戰，也讓我們看到以社會集體力量解決問題的曙光。當康復之家、復康足球、精神會所等更強大的社會支持系統出現，家屬就不必再擔任嘮叨作息、管理用藥的「照顧者」，而能專注於成爲情感支持的「家人」。精神病患回家，也將不再是奢望。

葉靜倫（《Right Plus 多多益善》創辦人暨總編輯）

本書挑戰了台灣習以爲常的現狀。這個現狀消抹了精神疾病家庭的時間感，包括他們的青春與未來，讓許多人身處牢籠之中。若沒有它的思維典範和國際視角，我們難以推翻那些自以爲的理所當然。書中也打破了「回」「家」二字的意義。當社區沒有支持，回家不一定幸福；當家庭不執著於典型的樣貌，關係何嘗不能自己創造。「當我不用照顧你時，我才能做你的家人」更是其中重要的提點，讓每個人重拾自己的多重角色，也重拾彼此的連結。

廖福源（做社會工作的人、台灣精神健康改革聯盟召集人）

本書勾勒出「社會性」的障礙與不完整，迫使精神疾病經驗者在回家的路程中，如同處於沒有地圖與交通指揮的城市，導致他們在複雜的環境中徬徨失措，而照護支持系統的不連貫與相互失聯，則讓人們無法順利轉乘，最終在途中迷失。本書試圖在這樣破碎的系統中，重新編織出一條可以陪伴精神疾病經驗者回家的路，不僅止於回到家庭，而是活在與我們同在的「社區生活」裡。

推薦序

給精神病患一條回家的路

王增勇　國立政治大學社會工作研究所教授

當代學術工作者的書寫被高度規訓，升等制度的計分，讓我們的書寫朝向西方英文期刊，而不是在地中文的社會大眾。因此，當芳珮老師決定要寫這一本給台灣社會大眾閱讀的書，從學術論文到說故事的書寫轉向，需要勇氣，也因此更值得肯定。

這本書以康復之家為中心，勾勒出精神病患的回家歷程，跟不同體系之間相遇的經驗，分析現有醫療、健保、就業制度無法支持病患回到社區的原因。選擇康復之家作為切入點，是個有趣的決定，因為「康復之家」（原文為 halfway house），意旨這是協助病患從醫院回到社區的中繼站，不是另一處收容機構。但是，現有精神照顧體制的失靈，導致康復之家失去原有目的，反而成為一位資深康復之家經營者羅美麟（2017）口中的「在社區的慢性病院」。除了芳珮老師書中提到健保支付制度對推動社區復健的雙面刃之外，羅美麟曾批判現有康復之家的評鑑制度涉及康復之家能否獲得健保支付，因此對康復之家具有決定性影響，目前評鑑委員仍被醫療模式思維的醫護專業所主導，以疾病控制、服藥性、安全性爲主，反而將導向支持、培力的生活復元措施視爲缺失，嚴重限制康復之家的復健功能。

本書的書名「回家」，有著多重意涵：出院的病人渴望重新被家裡接納，回到原來的家中生活，但對於無法回到原生家庭的病人，回家的意義又是什麼？書中描述了許多重新建構家庭的策略：自組家庭、重新定義家庭，但最終的核心是回歸社區。芳珮老師對於回歸社區有著精闢的解析。她認爲回歸社區，不只是幫助病患回家，更是幫助一個人在社區找到歸屬、依附關係與支持網絡。人是群體動物，個人需要歸屬於社群，失去社群將剝奪一個人自我實踐的機會與條件，是對一個生命最殘忍的剝奪，因爲她／他將無法肯定自我存在的價值，而這正是台灣精神病患的處境。

芳珮老師在書中多次提到台灣的社區精神復健停滯了三十年，社區中幾乎不見社區精神服務方案。投入社區精神復健的人或許會對這句話感到不服氣，從三十年前家屬只有龍發堂可求助的情況，到精神衛生法的通過與修法、精神醫療網的推動、社區復健服務的試辦與納入健保、康復之友協會的成立、身權法納入慢性精神病患提供就業與福利、精障會所的推動與納入社安網等，都是過去三十年所發生的大事，怎麼會說是停滯三十年？我個人是贊成芳珮老師的結論，且從書中可看出她了解過去三十年來各界的努力，但我或許不會說「停滯」，因爲社區精神復健本來就沒有進展，哪來的停滯？過去三十年的推動對於整體精神疾病照顧體系並沒有結構性的改變，仍是醫療大、復健小的結構。即使有推動復健服務，也多半被「醫療思維」所主導，康復之家就是一例。

這本書呈現了當代台灣精神病患無法回到社區安身立命的困境，除了社會大衆對精神病患的汙名，我們現有的精神醫療照顧體系的設計更是問題所在。資源分配的決策者往往只看到疾病，而沒有看到人，因此資源多放在醫療，強調疾病的診斷與病情的控制；卻沒有足夠的復健資源提供給病情穩定後想回歸社區的精神病患。因此，芳珮老師語重心長地點出精神疾病所造成的創傷：「難受的並不是得了這個病，而是得了這個病之後，被社會排除了。他們也想成爲

『有用的人』。」給精神病患一條回家的路，就是建構眞正可以讓精神病患好好在社區生活的條件。

這本書還同時提供了許多國外精神社區復健的例子，幫助我們想像精神社區復健的未來。雖然國外經驗不見得可以複製到台灣，但對於豐富我們對精神社區復健的想像是很有幫助的。例如，精障者同儕助人者的角色就挑戰現有助人專業與個案的關係界線、會所的群我工作模式挑戰現有個案管理工作的獨大、家屬家連家教育訓練的同儕互助等等，都有助於鬆動目前既有的精神照顧思維。如同芳珮老師在書中一開始所引用的「單一故事的危險性」，她的這本書將有助於我們對精神病患的敘事想像，撕下精神疾病標籤的汙名，幫助我們以立體的面貌認識他們。

近年來，精神疾病的故事書寫已逐漸成爲風潮，翁美川（2019）的《大霧中人》、任依島（2019）的《屋簷下的交會：當社區關懷訪視員走進精神失序者的家》、張子午（2020）的《成爲一個新人：我們與精神疾病的距離》、林徐達（2022）的《在奇幻地：精神病院裡的臨床民族誌》，如今加上芳珮老師這本書，台灣精神疾病書寫透過不同立足點，讓我們開始有能力貼近他們，讓他們起身離開疾病汙名帶來的孤島，成為我們。

參考書目

羅美麟（2017），〈把生活找回來——演慈康復之家的生活取向服務模式〉，國立政治大學社會工作研究所碩士論文。

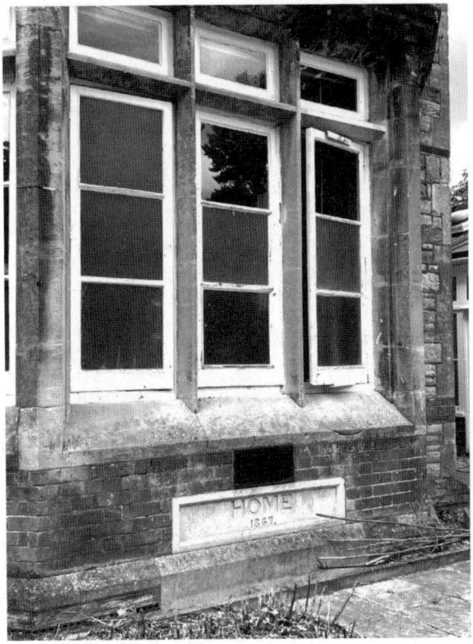

推薦序

回返安身立命之所在

徐淑婷　高雄市立凱旋醫院精神科醫師

在收到《回家》書稿時，正在英國旅遊。這張照片拍攝自英國南方波恩茅斯的南丁格爾之屋（Nightingale House）。這是一座由南丁格爾設計的超小型醫院，一八六六年啟用，只有六十床。原先是受傷士兵療養之地，到了二十世紀，轉爲精神病院，現在則是慢性精神病人復健病房與住宿單位。照片上這個「Home」的銘刻，格外引人遐思。

醫院，原是回家的中途站，但什麼時候，回家變得這麼艱難？

《回家》這本書告訴了我們，之所以艱難，在於人必須要成爲在他人眼中有用的人的文化價值觀，在於偏重病人與公衆安全而傾向保護管理的政策與體制，在於看似富裕但不論是同理心和社區設施都貧瘠的社區環境，以及也在於因爲精神疾病而擔心受怕的病人與家屬的苦。以致於「回家」這一看似簡單卻深具意義的目標，陷在以上種種脈絡中而延遲了，甚至轉換成另一種形式。

安置地點並不等同於家

在閱讀這本書的時候，腦中浮現了許多曾經拜訪的病人居所的畫面。有一幕是家裡的一個六坪大的陰暗房間，只有一張床一張桌一個櫃，床邊櫃裡的藥袋體積甚至大過衣櫃裡面的衣服；這個房間和家中其他有活力的地方相比，就像是在家的隔離病房。也就不難想像爲何她要在日間留院中積極地尋找關注，甚至尋求重複住院。在康復之家中，總是有些床位是極簡主義的只有枕頭和被子，也有些床位被夾娃娃機戰利品占滿半個床；內心孤寂與生活貧乏，就這樣透露在床位的擺飾上。在本書中更有深刻的描寫，本來只是中途之家的康復之家，卻成了長住的居所，捨不得的是已經有的友伴，也害怕下一個居所的支持會是空洞無依。

因此，出院準備服務，應該是協助重建在社區的生活，協助活絡與社區的關係，希望精神病人能夠早日建立起社區的歸屬感，以芳珮教授書中七巧板的比喻，就是讓病人依照自己的喜好與選擇，拼出自己所要的樣子，這應該是精神醫療與復健的首要任務。

需要打開的精神醫療復健視野

閱讀本書時，也想起美國留學時的第一個朋友John，他是一位回到大學修課，同時也兼差評鑑日間型精神復健機構的中年男子。他邀我出去玩，開著破舊但還可以加速的車子，第一站就是他的家。以腦袋裡以充滿著的過去家訪經驗去想像，就不免膽戰心驚，會是亂七八糟充滿味道的房間？會不會被如何如何的？但是既然John熱情邀約，也就不好意思拒絕地踏進去。這是一棟集合住宅裡的一間公寓，房間很大，約有二十坪，客餐廳和臥房都沒有隔間，但是非常乾淨，衣服都置放在衣櫃中，火爐上有著家人的照片，沙發旁有幾本書，餐桌上正擺著這學期的教科書與作業。我們坐在沙發上，聊到他的家人，其實他們住在市中心的另一處，但他喜歡自己一個人住，所以他的個案管理師安排了支持性居住的這間公寓，每個禮拜會來看他一次，順便了解他的生活上有什麼困難。我也不免習慣性地去注意到，他吃的思覺失調症的藥的藥瓶只有兩個，很整齊地放在浴室的櫃子中。聊了約半小時後，他開車帶我去郊區的一間牛排館，那是我第一次離開市區，那景色優美已經有不等程度楓紅的路上，樹木間的陽光灑落於行徑中的林蔭，至今仍刻印在記憶中。而頭髮已然花白的John在道別時的禮貌，將我在七年臨床經驗中對思覺失調症病人的印象完全地翻轉了。

在本書的序言中，芳珮教授很深刻地引用了奈及利亞作家阿迪契（Chimamanda Ngozi Adichie）的TED演講「單一故事的危險性」，指出媒體和社會對精神病人的刻板印象，對他們的生活造成了嚴重的負面影響。與John爲友的經驗，其實也反映著我作爲專業人員，卻被單一故事洗腦的侷限。習慣了的照護流程，習慣了的權力關係，限制了我們對精神病人豐富社區生活的想像。芳珮教授的這本書，特別值得我們仔細閱讀與反思。

尤其難得的，芳珮教授提到在目前體制中的工作與就業的困境，精神病人就好像爬著設計不良的樓梯，舉步維艱。在精神復健機構中，工作訓練可以是多樣化又有支持的，每一階的高度不大，但獎勵金不夠生活；可是離開精神復健體系，不論是職業訓練或支持性就業或自行就業，卻是很高的階梯，只要病人、家屬、專業人員有任一方怕病人摔下來會發病，就可能停滯不前。然而，工作卻是建立自信、自我認同以及生活結構的最好方法。除了倡議支持性就業政策的精進外，我們其實還有很多事要做也可以做。

動人之篇章，可行之途徑

芳珮教授令人敬佩的，是既循研究的嚴謹論述，又放入了同理之心，從章節與標題就可以感受得到。精神疾病並非一種絕症，它只是生命中的一段插曲。然而，種種緣由往往讓這段插曲變得格外艱難。「回家」，不是叫了Uber

直達終點的簡單事，而是一個包含社會融入、身分認同與尊嚴重建的複雜過程。

更可貴的，在這本書中，並不是怨懟現在的這些困境，而更詳實地描繪了面對困境中的病人、家屬以及康復之家的專業人員，是如何面對這種種艱難，重新導航了回家之路。她也提出了許多實際可行的建議，這些建議不僅對政策制定者具有重要參考價值，對於精神醫療與復健的專業人員和研究者也提供了豐富的資料和啟示。在本書最後，也介紹了其他國家的成功經驗，讓我們能夠在這個迷航地圖上，畫出更多可能的回返路線。

本書的出版，無疑爲推動精神病人社區生活的支持建構和精神醫療復健體系的未來發展，做出了重要貢獻。借用芳珮教授的標題「我們都要勇敢」，希望本書能夠引起更多人關注在社區生活的精神病人與家屬，與他們共同努力創造一個更有希望的未來。

自序

我是在二〇〇〇年進入美國威斯康辛州立大學麥迪遜分校攻讀博士學位時，才踏進精神衛生領域。在此之前，我對台灣精神衛生的發展並沒有深刻認識。在美國就學、工作十多年來，我專注於社區精神復健與精神復元相關議題的研究，尤其深入檢視經研究證實對精神復健與復元能有實質成效的社區精神服務方案中，工作人員如何在實務過程裡與精神病患及家屬有效互動，以及相關方案設計、服務環境與組織之政策規範如何促成其成效。

這條學術路徑讓我「習慣」於輕易就近觀察到精神病患在社區中生活、接受復健服務的狀況。基於這樣的經驗，當我二〇一五年回到台灣時，對於在社區中幾乎不見這樣的場景，感到十分錯愕。作爲一位研究學者，面對這個現實，第一時間我打心底油然而生的是惶恐：我的學術發展豈不是要斷了線？

帶著「人都到哪裡去了？」的疑惑，我開始走訪精神醫療單位與民間團體、閱讀資料與文獻、與第一線服務者對話。在這個過程中，我了解到台灣過去三十年來社區精神復健幾乎毫無進展，社區中的精神服務方案寥寥無幾。同時我也了解到台灣社會對精神病患的偏見與歧視，數十年來如一日。精神病患及其家屬默默於社會的各個角落生存，既得不到該有的社區精神復健資源，也承受著不必要、不公平的辛苦和折磨。

在參訪中，我接觸到一種稱爲「康復之家」的住宿型復健機構。精神病患通常是長期在醫院接受精神醫療照護之後才來到康復之家，要在這裡進行回到社區生活的準備，因此康復之家可謂是精神照護體系的最後一站。我有幸獲得一間康復之家合作的允諾，才得以展開本書的研究，也就是從住民、家屬、康家工作人員的觀點來探討在如此環境中，住民從康復之家回歸社區的過程，以及他們在社區中的生活經驗。

因此，我首先想要感謝這間康復之家的社會工作師。從研究的進行到本書的內容，她都提供了最關鍵的協助。爲了研究匿名的需要，我無法具名表達我的謝意，爲此，我也感謝她的諒解。

同時，我誠摯感謝所有參與研究的住民、家屬與工作人員慷慨的分享，並向住民與家屬致上我最高的敬意。他們在生命中展現的強大韌性，讓我由衷佩服，也讓我感到謙卑：在如此惡劣的條件下仍努力尋求生命的出路，他們是眞正的勇者。

我也希望向我的研究助理致謝，他們協助訪談聯繫、資料收集、謄稿與校正、行政支持等工作，我的研究與專書才能順利完成。

單一故事的危險性

有一場發人深省的演說，對我撰寫這本書影響深遠。奈及利亞的旅美作家阿迪契（Chimamanda Ngozi Adichie）在二〇一〇年的TED論壇中，以「單一故事的危險性」（The Danger of a Single Story）爲題，剖析「故事」的力量[1]。她說，一提到非洲，人們就只想到苦難；或一提到貧窮人家，就直覺認爲他們必然是懶惰與無能，阿迪契認爲這就是所謂的「單一故事」。單一故事之所以成形，是因爲人們不加思索地重複以同一種方式描述同一種人，最後這個故事就成爲卸不下來的面具，永遠固著在這群人臉上。阿迪契提醒：「單一故事造成刻板印象，而刻板印象的問題是，它們並非不正確，而是不完整。」

我們對於精神病患所傳誦的，也是單一故事。一提到精神病患，我們就只會想到暴力與危險、狡猾與不用負責，因爲這是媒體與輿論不斷重述的故事。雖然的確有極少數的精神罪犯，但這樣的單一故事將全部的精神病患妖魔化，剝奪他們生而爲人該有的尊嚴與平等參與的機會，正如阿迪契所言：「述說單一故事的後果是人們的尊嚴被奪去，讓我們看不到人類的平等，只強調我們有多麼不同，而不是我們的相同處。」

換言之，單一故事的危險性在於以偏概全箝制所有同類人之生路。但事實上，這群人與你我並沒有那麼不同：這些只是生了病的老闆、技術人員、金融保險專員、餐廳的大廚；他們也是小孩的父母親、家中的兄弟姊妹、雙親牽掛的孩子。雖然精神疾病扭曲了他們的人生，但這群人跟你我一樣，在過去、現在與未來都扮演著各種家庭與社會角色，也都對人生有著盼望。因此要眞正了解精神病患及其家屬的處境，必須了解全面的故事。

阿迪契肯認：「故事很重要。多元的故事很重要。有些故事被用來醜化現實，但故事也可以用來激勵強化人道精神；有些故事能奪去人們的尊嚴，但有些故事能讓人重拾尊嚴。」精神病患和家屬生命經驗的種種也蘊含著多元的面向，而許多都仍是不爲人知、有待敍說的故事。

故事是有生命的，傳誦故事的人更是在賦予故事力量。阿迪契點出：「講到單一故事就不能不講權力。……故事如何傳遞，誰來傳遞，什麼時候，多少次，都是由權力控制的。權力不只能述說故事，還能創造決定性的故事。」因此鼓勵單一故事的傳誦，在本質上就是對這群人的集體暴力；持續傳誦單一故事的人，無異是一位施暴者。

如果我們得知多元故事，卻又選擇沉默，任由單一故事繼續傳誦，豈不等同在助紂爲虐？爲了減少大衆對於精神病患的單一故事想像，我將分享我從研究中得知的精神病患及家屬的多元故事：他們是家庭的好幫手、希望成家立業、盼望在社會立足。

希望這本書能帶您離開「精神病患殺人」這種單一故事的喧鬧大街，轉進巷弄中精神病患及家屬安靜平實生活的角落，看見他們如何在盤根錯節的問題與阻礙所交織的困境中，眞眞切切地生活在你我身旁。

01 前言

生這場病，至少讓我看到這群人。——住民

爲什麼要「回家」？

同在一起

這一天我在紐約市的活泉之家[1]跟五、六位會員圍著廚房的中島，每個人手中握著一把一尺長的鋸齒刀，分切當天一早買來的法國麵包，準備給上百位來吃午餐的會員與工作人員享用。在電台音樂流洩的背景下，我們一邊在手起刀落中享受著麵包硬殼切開瞬間的酥脆聲與撲鼻香，一邊

[1] 當時我在紐約活泉之家（Fountain House in New York City）進行參與式研究。紐約活泉之家是世界第一家精神會所，也是會所模式（the Clubhouse model）的原型。精神病患在會所的身分是會員，會員自主以及與工作人員肩並肩工作，是會所運作的核心精神，有關精神會所模式的介紹請見第十一章與附錄。

此起彼落地聊著昨晚的趣事、週末的計畫。在我身旁的一位會員喃喃自語著，他不是在回應大家聊天的話題，而是在跟自己的幻聽對話。他也參與其中，拿著刀、切著麵包，緊鄰在我的右側。充分沉浸在這愉悅氛圍的我，當下突然升起一個調皮的念頭：該怎麼跟在台灣的人描述這個場景？在台灣的人會懂嗎？

那一天我所看見的，其實是許多精神病患再稀鬆平常不過的日常。精神疾病會受到多種因素影響而起伏，如生活壓力、天候變化等等，但多半在變壞之初都有預警，如心情低落、睡眠狀態改變。只要懂得辨識預警徵兆，及時預防與調整，如找朋友聊聊心事，或做些讓自己放鬆的活動，通常就可以避免惡化，亦即多數時候精神病患都處於病情穩定的狀態。病情之「伏」並非症狀消失或不再重現，但這些症狀不必然會影響生活功能，更無須成爲參與活動、融入人群的阻礙。即便如此，當代精神病患能像這樣過著與社區融合的日常生活，並非一蹴可幾，而是幾經歷史變革才促成的結果。

在社區中好好生活是基本人權

精神病患的照護向來是社會極大的挑戰，回顧世界各國精神病患照護歷史，不難發現皆始於隔離收容。例如美國在十八世紀於維吉尼亞州首先設立的「救濟院」；又如英國於十九世紀初通過《郡庇護法》，並由諾丁漢郡設立了第一個公共庇護所。台灣則有清朝康熙年間建立的「養濟院」及日本統治期間的「養浩堂」。

隔離收容的做法後來逐漸由精神病院取代，但依然不脫機構式照顧模式。病患在精神病院中受到全面管控，小至飲食、如廁等個人隱私之事皆無法依自主意願進行。又因早期醫療技術有限，機構照顧不具「療效」，入院後痊癒出院者寥寥無幾，新的病患卻又不斷增加。美國自二十世紀初以來，州立大型精神病院便不斷擴張，終致不勝負荷、弊病叢生。因數起醫院管理品質惡劣、違反病人人權之司法案例，以及州政府無法負擔醫院龐大的經營費用，同時一九五〇年代開始發現足以讓部分病人病情穩定的精神藥物，於是到了一九六〇年代，歐美國家對精神病患的照護出現重要變革。美國率先展開大規模的「去機構化」運動，關閉精神病院，讓病患回到社區生活，不再隔離於社會之外。而這一波「去機構化」運動改革，亦延伸到歐洲各國。

美國總統甘迺迪在一九六三年簽署《社區心理衛生照顧法案》，計劃建立普及之社區精神照顧服務來取代大型精神病院。然而這個政策沒有及時兌現，使得從精神病院釋放出來的病患，既沒有出院準備，亦無轉銜服務，許多人頓時流浪街頭。即便有家可歸，家屬也因不了解精神疾病或不知如何照顧，又求助無門，承受著極大的負擔。

乘著美國在一九六〇年代逐漸開展的人權運動浪潮，精神病患團體及家屬團體也各自發起社會運動，挺身爭取精神醫療復健的資源與權利。在社會運動中的訴求也逐漸引起實務、學術、政府及社會各界的重視，從而在一九七〇年代末期陸續發展出不同的社區復健方案。這些方案的設計不僅將重點置於「在社區中」的照顧，更針對精神病患在心理與社會等多面向的復健需求。同時透過研究證據的累積，確立多樣確具成效的循證實務（evidence-based practices/programs）來提升精神病患的功能復健與社區融合。

國際間從精神病患機構照護到社區融合的演進，肯認在社區中好好生活是所有人的基本權利，精神病患也不例外。而開展社區融合重要的第一步，就是讓長期隔離在機構式照顧中的精神病患，能夠離開機構「返家」。當社區中有充足且多樣的精神復健資源與支持、精神病患能取得滿足其所需的服務時，病患就有機會跟一般人一樣「回到家」，在社區中重拾自由、自主、自在的生活。

生活過得好，生病又如何？

從一九八〇年代起，精神病患及倡議者開始強調「精神復元」（mental health recovery）的概念。精神復元運動先驅迪根（Patricia E. Deegan）博士說明：

復元是一個過程、一種生活方式、一種態度和一種應對挑戰的方法，這個過程的發展可能並不順遂……在過程中我們需要去面對障礙所帶來的挑戰，也需要在障礙限制之內、甚至超越障礙的限制去重新建立生活的完整性與有意義的生活目標；復元是要能夠在一個讓所有人都能做出貢獻的社群中生活、工作和建立互助互愛的人際網絡[2]。

換言之，精神復元強調的不是精神疾病的痊癒，而是在仍有精神疾病的狀態下，依然能夠懷抱希望、開展人生，過著有尊嚴、有意義的生活。

近年在國際間，這個新思潮引發的討論已從個人精神復元的可能性與自己可以做的努力，延伸到制度層面的反省，並宣導建立以「輔助個人精神復元」爲核心的精神衛生體系，而「精神復健」又是其中的關鍵。廣義而言，精神復健的目的在於反轉因精神疾病造成的功能性損傷，即精神處遇的目標不應只是症狀的緩解和穩定，而是功能的恢復與進一步發展。

國際間則在精神病患人權的倡議與社區多元服務模式的開展下，將「精神復健」的意涵帶入更深一層的討論。在此思潮影響下，精神復健重視的不再只是生活與心理功能，而是包括社會功能的「全人」發展，如美國精神復健協會之定義：

> 精神復健可促進精神病患的復元、全面融入社區並提高生活品質。精神復健服務透過合作，提供以人為本的個人化服務，且這些服務是涵納在醫療照顧和福利服務中的重要成分，並應採用經研究證實會有效益的服務。這些服務用以幫助患者發展技能並獲得所需的資源，以提高他們在自己選擇

的生活、工作、學習和社交環境中取得成功並感到滿意的能力[3]。

因此，以精神復元爲導向的精神衛生服務體系應具有的特質包括：以人爲中心（而非以病爲中心）、以社區爲基點、依個人生命階段量身訂作全面性與持續性的整合服務、廣納親友及同儕參與照護、重視個人價值信念與強化潛能，以及強調服務系統人員的再教育、監督執行與服務成效[4]。有這樣的體系作後盾，回到社區的精神病患，就不僅只是「在社區中生活」，而是能追求精神復元、達到社區融合。當生活能過得好，生病又如何呢？

汙名的殺傷力

被汙名的疾病

然而，我們的社會爲何難以想像精神病患能在社區中好好生活？台灣社會對於精神疾病的汙名，使得大眾對精神病患有著卡通般的恐怖想像：彷彿精神病患永遠定格在高張的危險、邪惡狀態；他們沒有如一般人會有的過去和成長過程，更不會有與現況不同的未來。然而事實上，他們就是一般人，只是受到疾病的突襲，在此之前，他們曾有和你我一樣的生活，發病之後，人生也還有多樣的期待。

十到二十幾歲是我們形塑個人特質、建立自我認識、培養各方面自立能力、準備成爲一個獨立個體的黃金期。然而不幸的是，思覺失調症、重度憂鬱症、躁鬱症等容易對患者的生活功能造成嚴重影響的精神疾病，正也好發在青少年與前青年期[5]。我的研究中也有多位患者是在這個階段發病，他們發病後開始聽見別人聽不到的聲音、看見別人看不到的景象，因而深陷於恐懼當中。同時我的研究對象是南部人，不難發現北漂的影響。在這個人生階段，他們不管離家在外就學或工作，原本就面臨多重壓力，此時發病不但雪上加霜，第一時間更是缺乏家人的關照留意。

如果可以及時就醫治療，即使在青少年期發病，也不必然造成嚴重損傷[6]。無奈的是，即便我國擁有傲視全球的全民健康保險制度，患者從發病到第一次求助，時間通常都拖得太長，延誤最佳治療時機。發生這種憾事，常是因爲大衆對於精神疾病認識不足，沒有在第一時間正確解讀患者的「怪異行徑」，加上精神醫療資源分布不均，南部與偏鄉特別缺乏可近性，家屬想要求助時，常常不得其門而入。此外，整個社會對精神疾病的強烈汙名，更使人害怕就醫後被貼上「精神病患」這個標籤。

然而，精神疾病就是一個人身上的一種病，不等於這個人。但一個人一旦患有精神疾病，社會就認定他只是這個「精神疾病」，不再是個「人」。進而言之，精神疾病和糖尿病都會有起伏，並非恆定的狀態。我們不會稱呼糖尿病患者爲「血糖障礙」者，卻標定精神病患爲「精神障礙者」，以至於社會輕率地認定精神疾病對患者造成的限制牢不可破，不再有不同的可能，也繼續讓危險、具暴力傾向、無能等汙名，無時無刻與精神病患如影隨形。

成為一個精神病患以後

在未能警覺精神疾病的發生，且未能及時就醫的情況下，這些在青少年與前青年期發病的患者，就學期間面臨嚴重挑戰。我在研究中聽聞，患者當時除了課業一落千丈，也遭到同學的排擠與霸凌。

也有患者遭逢更複雜的情境，像是本來與同學的關係就已惡劣，或因自身家庭處於社會的弱勢地位而容易成爲攻擊的對象。這些背景再加上正在惡化的精神狀態，導致他們的處境更爲艱難。例如一位家屬發現家人在高三時變得比較孤僻，也明顯感到這與叛逆期的舉止有所不同。家屬後來得知家人曾舉發同學的不當作爲，成爲班上的公敵。家屬看著家人在學校漸漸被孤立，同時家人的症狀也越來越嚴重，非常心疼。又如一位來自單親家庭的患者，在校本來就時常受到歧視與挑釁，當他的精神狀態開始不穩定時，又被一群學生毆打。患者雖然感到憤怒與絕望，卻不敢張揚。家屬只能眼睜睜看著受壓迫的家人滿腹委屈卻無處求援，精神症狀日趨嚴重。

本研究分析也發現，當這些患者面臨困境時，除非家屬主動哀求老師幫忙，極少學校提供資源及支持，也少有老師介入了解。多數患者都只能孤軍奮鬥，直到課業遠遠落後、逃學或休學屆滿，終於被拋棄於教育體系之外。

此外，社會普遍缺乏對精神疾病的認識，也讓患者在社區中容易受到不當對待。鄰避效應在這些患者與社區居民的日常互動中時時上演，就連具有醫療專業背景的鄰居，也可能持有排斥態度。也有患者在社區租屋期間，遭受其他房客排擠，而被房東藉故要求搬走。

又如社區人士有意或無意誘使患者抽菸、喝酒或吃檳榔。這些帶有刺激性的物質，除了讓精神症狀更爲惡化之外，也造成他們經濟上的耗損。又或者第一線執法人員在面對症狀發作的患者時，本應提供卽時協助，卻因多半不了解、也無法辨識精神疾病症狀，反而對患者造成進一步傷害。例如曾有患者因疾病症狀在路上大聲說話，卻被警方誤認爲濫用藥物而將他逮捕。

最被社會忽視的是，精神病患經常成爲惡意行爲甚或暴力的受害者。在精神疾病遭受汙名與病症傷害感官及認知功能的情況下，精神病患容易成爲不肖人士侵犯的對象，而且他們通常求助無門。例如患者之政府補助或工作收入容易被親友侵占或挪作他用，或容易被誘使去賭博，造成財物損失。又例如精神病患在家庭或社區中遭受性騷擾或性侵害時，不是不敢跟家人訴說，就是說了也會被漠視，因爲家人早就認定他「瘋癲、不正常」，甚至還會以爲他在說謊。卽結果他們仍須繼續與加害者生活在同一個空間、承受著再次被侵擾的恐懼。卽便這些受害者有機會向專業人士訴說這些經歷，也可能被以妄想等精神疾病症狀來解釋而不予重視。這樣的境遇對任何人來說都是極大的不堪與壓力，遑論在精神疾病症狀交織下，對精神病患造成加乘的嚴重傷害。

然而，精神病患被剝奪的不僅是人身安全，也包括讓生命更有意義的各種社會角色。例如工作歧視與職場的不友善，讓患者難以成爲經濟生產者。而在家庭這個私領域中，女性患者更容易被剝奪生育與擔任親職的權利。例如患者在懷孕後被誘使墮胎，又如因爲配偶不了解疾病與相關資源而無法照顧患者，反以暴力相向，使患者成爲家暴受害者。因此選擇離婚的患者經常也就斷絕了與子女往來的機會；而其他傳統觀念，如「嫁出去的女兒，潑出去的水」則讓患者處境更爲艱難，因爲夫家不接納，娘家也回不去，造成她失去家庭角色，家庭支持系統也更爲薄弱。

「我們」實無人我之分

一位受訪者曾經跟我分享，在媒體慣常對精神病患偏頗、扭曲報導的影響下，當他剛發病時，常有包括家人在內的人因不解而不斷質問他是否在裝病搞怪。他坦承自己生病前對精神疾病也是一無所知，但生了病之後，才深刻了解到患病的這一群人，以及精神病患被醜化與汙名的處境。他看見這群人是眞的生病了，有些人的病程短暫，但有些人的疾病慢性化，就會需要幾年、甚至更久的時間才會看到進步。他一路走來，深深體會旁人對精神病患同理與接納的重要，包括去包容精神病患一時的停滯不前，這位住民說：「你說他在原地踏步，至少他還在動啊！」

然而我們將精神病患「他者化」、「罪犯化」，並以此爲藉口，默許甚至鼓勵各種社會機制與國家工具讓他們從我們眼前消失。這種心理機轉看似強化了社會安全感的建築工事：只要能清楚分辨出他們，並把他們遠遠隔離在外，我們整個社會就會平安無事。然而，我們忘記一個事實：這裡面並沒有「他們」和「我們」之分，而是只有「我們」——因爲每一個人都有可能罹患精神疾病，每一個「他們」都是「我們」。

依全民健保申報資料分析，二〇一九年，國人因精神疾患就醫約二百八十萬人[7]，占總人口一二·二%。這個比例比十八歲以上國人糖尿病盛行率一一·一%還要高[8]。換言之，國人每八人之中，就有一人受精神疾患所苦。就算在閱讀這本書的您不是其中之一，在您的社群網絡中，理論上平均每八位好友中就有一位。目前專家學者仍努力研究精神疾病成因之謎，唯有的共識是精神疾病絕非單一因素造成。在多重因素皆可引發精神疾病的前提下，沒有得到精神疾病，從某個角度而言，也是一種「天選之人」的運氣。

回應文化期待的精神復健

既然沒有「他們」之別，因此就算是患有精神疾病的人，對於人生的追求還是與常人相同。爲此，輔助「全人」發展的精神復健就必須回應台灣社會對成年人的期待。尤其「精神復元」的意涵在近四十年的發展中已逐漸多元與多樣化，精神復元概念的形成是對精神疾病的認識、文化信念和治療方式的混合體[9]。學者戴維森（Larry Davidson）與羅伊（David Roe）就提醒[10]：「就像精神疾病本身一樣，精神復元的概念代表一套多面向的社會現象。」

我在美國與台灣的研究經驗中也觀察到：個人主義社會中的精神復元強調自己仍有無限發展可能的「希望」，重視個人成長與自我想望的實現；但在像我們這樣的集體主義社會中，精神復元的意涵就不能不包括個人與他人、尤其是個人與家庭的相對關係。在我們的社會中，能被家人肯定與接納，才更是精神病患熱切懷抱著的「盼望」。

我曾參與一項針對紐約市亞裔人士精神疾病汙名經驗的分析[11]，其中約有三分之二的受訪者是從中國東南沿海的福州偷渡而來的移民。這些隻身前往紐約市的移民，在家鄉往往被視爲有能力出外工作的優秀人才，他們除了爲家門贏得光彩之外，也被家人寄予厚望，盼能透過他們改善家庭經濟窘境。因此這些移民一到紐約就必須工作賺錢，除了寄錢回家，也必須償還龐大的偷渡費用。然而，受到身分、語言等多重限制，這些移民只能在惡劣的工作環境中從事剝削勞力的低薪勞務，也容易在長期壓力下罹患精神疾病。該研究指出，這些移民在面對精神疾病挑戰時，仍須優先回應自己在文化層面所承擔的角色，因此能工作賺錢是「最重要的事」：只要能繼續工作賺錢，就還能在自己的社群中立足，也就能視精神疾病汙名與己無關。

從本書的研究中，也清楚看到我們社會對精神病患有著類似的期許：個人的價值是建立在對家庭與社區的意義和貢獻之上。能從機構離開「返家」只是精神復健過程中的一個里程碑。回到社區後的生活，才是眞正的試煉。要能達到進階層次「被接納、被善待」的「回家」，端視精神病患能否做到文化期待下的精神復元：成爲一個在他人眼中「有用的人」。

猶如我們肯認糖尿病患者只是處在生病狀態的人，血糖多半可以控制，甚至可以改善，所以血糖異常不必然是恆定狀態。因此醫療照顧的方向除了藥物之外，也包括飲食、運動這些提升「人」之生活品質的努力，更不會因此限制糖尿病患的社會參與。精神病患也只是處在生病狀態的人，他們的精神症狀多半可以管理，甚至可以改善，病情發作只是一時、並非恆定狀態。由於精神疾病妨礙的不僅是患者生理、心理的功能，更動搖他們在社會與文化中的定位，尤其在精神疾病汙名環伺之下，除了藥物治療，更應該要有以「全人」為核心關懷的社區精神復健與支持，讓回到社區的精神病患不再只能乞求社會大眾消極的包容，而是得以積極回應我們文化的期待，不但融合於社區，也在社會取得立足之地，過著有尊嚴的生活。

然而上述的理想與現實之間有多大的距離？我國目前的社區精神復健與支持體系是什麼景況，是否準備好讓精神病患回家了？本書將以一群歷經長期醫療照顧後、從住宿機構回到社區生活之住民及其家屬的經歷，來探討「回家」這最後一哩路當中的種種議題。

研究資料說明

研究資料特質

本書的撰寫是根據科技部[2]人文社會科學研究中心補助之「探索

[2] 科技部已於2022年7月27日改制為「國家科學及技術委員會」。

康復之家住民之返家歷程」專題研究計畫的研究資料，再於該中心補助之「回家：精神疾病患者從康復之家返回社區之路」學術性專書寫作計畫之資助下完成。研究操作細節將於第十二章記述，惟此研究資料之幾個重要特質說明如下。

「探索康復之家住民之返家歷程」研究的發想，始於我參訪一間康復之家時與社工師的對話。康復之家（以下簡稱「康家」）是我國以精神復健爲目的之住宿型機構。這位社工師主動表示希望得知從這間康家結案的住民在社區生活適應的情形，但她擔心若由康家自行調查，住民礙於人情會說客套話，所以希望由第三方來幫忙了解，而我也正想探索精神病患在社區生活的狀況，因此欣然把握這個合作機會。

這個源起也爲本研究造就幾項特殊之處。我從當時所累積的走訪經驗得知，台灣多數康家已成爲長期安置機構，並未積極以協助住民結案返家爲服務宗旨，因此作爲本研究主要場域的康家既然以結案返家爲目標，其實務面的安排及執行可能與其他康家有所不同。其次，這間康家附屬於醫院體系，在人力與復健資源的連結上或許較其他獨立經營的康家更爲近便。再者，這個研究聚焦於已結案返回社區生活的住民及其家屬的經驗，然而即便是這間以協助返家爲宗旨的康家，能夠結案返回社區生活的住民也是少數。這個研究對於眞正多數未能返家之住民及其家屬的經驗，所能做的探討十分有限。

研究資料的呈現

此份研究資料的優勢在於同時取得住民、家屬與工作人員三方的觀點，這三類受訪者對於返家議題的看法雖有共識，但也各有其獨到的見解和經驗。充分了解立場的歧異性，是返家實踐極爲重要的關鍵。我在撰寫與編排章節時，刻意維持他們各自觀點的獨立，以忠實呈現在各式情境下他們各自不同的立場。

本研究分析的目標並非報導個別人物的故事，而是統整呈現與返家議題有關的現象。所有研究資料皆依主題來分析統整，因此同一主題可能包含不同人的經驗。書中僅舉一例也並非只有此例，而是我在諸多同類的事例中挑選出最典型或最能陳述重點的例子來呈現。

同時，爲了盡可能保護受訪者，資料呈現皆以匿名處理，僅加註其爲住民、家屬或工作人員的觀點。在部分章節中，我以化名來代稱案例中的住民，是爲了文中討論時方便指稱。同樣在家屬的部分，除非家庭中之親子關係或手足關係在事例中有特殊意涵，我皆以「家屬」稱之。除此之外，爲降低人物的辨識度，我會做最小幅度的細節置換，並以不影響原意爲前提。

爲了閱讀的流暢，我在引用逐字稿中研究參與者的表述時，會適度編輯，例如去除受訪者因思考或提取記憶時出現的發語詞、疊句或贅字，讓較爲支離破碎的口語表達在書寫文字中成爲完整的文句，但皆以不改變發言者的原意爲原則。

章節介紹

本章說明「返家」的意義在於它是社區融合的第一步，而「回家」則是回到一個被接納、被善待的地方。然而在精神疾病汙名的影響下，病患要能眞正「回家」，需要精神復健資源的協助，以達成社會文化對所有成年人的期待。在這個基礎上，第二章將說明目前我國精神醫療與復健資源在布建上的問題，以及這些問題如何成爲精神病患回家安定生活的阻礙。第三章將描述在精神醫療與復健資源匱乏的情況下，家屬漫長的陪病歷程及其遭遇的種種困境。第四章將探討作爲返家起點的康家，包括「康復之家」的意涵，以及工作人員在操作精神復健實務時面臨的困難與挑戰。

接下來的四章將分別透過工作人員、住民與家屬三方觀點來探討「返家」的過程，以及與返家息息相關的工作與就業議題。第五章從工作人員的觀點來了解他們爲協助住民從康家返回社區所做的種種準備。第六章從住民的觀點來了解他們自己爲返家所做的努力，並從中離析出住民如同一般人背負著要成爲「有用的人」的社會期許，依此探討精神復健眞正的要義。第七章探討對住民建立社區生活至爲關鍵的工作與就業，以及住民在工作訓練與就業過程中面臨的挑戰。第八章則從家屬的觀點來探索他們爲住民回家所做的準備、住民返家後家屬的心境與處境，與對住民未來照顧的憂心。

最後則是探討「回家」的眞諦。第九章呈現的是除了與原生家庭同住之外，其他社區居住安排的可能性，其中也將探討這些選項反映出家屬對替代性照顧資源的渴求，以及這些安排如何回應住民對「回家」的期盼。第十章探討「回家」

意涵的關鍵要素——住民的關係網絡以及社區融合資源的重要性。在第十一章，我將回應住民、家屬與工作人員在返家經驗中所反映出的議題，提出住民「回家」所需之社區復健支持的建置，包括讓康家成爲眞正的「中途之家」、多元居住選擇、就業服務、關係網絡、家屬支持、自我健康管理、危機處理以及友善社會。第十二章爲本書後記，我將記述研究執行的過程與細節，分享以學術研究的結果撰寫大衆書籍的心路歷程。最後，我將於附錄介紹書中參考的國外服務模式，希望爲我國未來精神復健體系的發展帶來啟發。

02 為何「回家」如此困難？

如果說發病住院了，然後回來家裡，都沒有一個去處的安排，沒有一個生活重心，一整天他的作息就不正常。父母都要上班，孩子一個人在家，他的生活作息本來就會失序。失序之後就很容易引起疾病復發，常常就是要去住院。再來，孩子都關在家裡，父母會擔心孩子一個人在家怎麼辦？那種長期的焦慮、擔心，一旦回到家裡看到這個孩子，每天就是睡、吃零食什麼的，不正常，看了會心痛。父母的情緒有時候就會因為過度的擔心焦慮，變成去責備這個孩子。孩子跟父母之間的關係就會變成很緊張，也很容易發生衝突。然後就是生病回家、回家再進出醫院，就是家裡跟醫院反覆這樣子。——家屬

跛足的精神衛生體制

停滯不前的社區精神復健

前一章談論到健全的社區精神復健與社區支持對於精神病患「回家」的重要性，然而我國精神衛生政策與體制向來皆以醫療爲導向，與此目標相去甚遠。相較於歐美社區化的演進，我國精神醫療的發展可說是背道而馳。在一九八〇年代以前，我國精神醫療設施嚴重不足且城鄉差距大，行政院衛生署於一九八四年開始研訂「加強精神疾病防治五年計畫」，並於一九八六年納入三期十五年的全國醫療網計畫。雖然執行項目衆多，但重點集中在精神衛生行政體制的建置及擴充精神醫療設施，大舉增設了精神醫療院所及病床[12]。當中第二期第八項計畫實施目標爲「加強精神病患社區復健」[13]，冀望爲我國社區復健之始，但實際上卻沒有發揮作用。

一九九〇年公布實施的《精神衛生法》，明訂精神醫療服務包括門診、急診、全日住院、日間或夜間住院、社區復健（社區復健中心及康復之家）及居家治療。然而陳永興在一九九七年檢討該法施行後的發展，指出國家僅急速增設精神病床，但「精神復健機構不足、欠缺轉送系統、無完善的職業訓練與輔導推介工作之管道，導致家屬因無力照顧慢性或恢復期之病患，不願讓病患出院」的窘況[14]。遺憾的是，陳永興當時精闢的針砭，在二十多年後的今天，依然一語中的。

殘缺的精神衛生立法

精神病患因汙名而遭受歧視與排斥，導致達成文化角色期待的權利受阻，特別需要積極且完備的精神復健體制來保障與支持，但我國至今仍未有完整的精神衛生政策。雖然現行的《精神衛生法》開宗明義認定完整的精神衛生體制應由預防、治療、權益保障三足鼎立❸，然而從立法之初，實質內容卽僅強調維護社會安寧與展現精神醫療專業權威，以擴張機構式精神醫療照

❸ 我國《精神衛生法》於2007年第一次全文修法之後，第一條卽明訂：「爲促進國民心理健康，預防及治療精神疾病，保障病人權益，支持並協助病人於社區生活，特制定本法。」在2022年第二次全文修法時更加強調支持並協助病人於社區「平等生活」。

護服務爲主，並未實現立法意旨的其他層面[15]。

精神病患的權益反而是靠著障礙者福祉保護的相關立法才有所保障。雖然精神疾病在經過適當的醫療及復健後，不必然會造成不可逆的障礙，但由於一九九〇年頒訂的《精神衛生法》未能善盡保障精神病患全面福祉之責，一九九五年《殘障福利法》修法時，將「慢性精神病患者」納入適用對象，以提供社會福利資源保障其基本生活。一九九七年《殘障福利法》修正爲《身心障礙者保護法》時，肯認身心障礙者的就業需求，並歸責於勞委會。隨後爲了與聯合國當時甫制定之《身心障礙者權利公約》（Convention on the Rights of Persons with Disabilities, CRPD）接軌，該法在二〇〇七年修正爲《身心障礙者權益保障法》，爲身心障礙者的福祉帶來更爲周全的保障。

受到國際人權意識高漲的影響，我國《精神衛生法》於二〇〇七年也做了全文修法，但重點仍僅限於如何在精神醫療層面中兼顧人權。至於社區精神復健、乃至於精神病患生活各方面權益與福祉的保障與落實，依然僅止於口惠，毫無進展。

《精神衛生法》最近一次的全文修法於二〇二二年十一月二十九日三讀通

過、同年十二月十四日公布。修法重點之一爲「積極布建社區心理衛生中心及多元化社區支持資源」。此版本除部分條文外，將於二〇二四年十二月十四日正式施行。在《精神衛生法》立法三十四年之後，此次修法是否終於得以突破實踐社區精神復健與支持之藩籬，有待觀察。

總體資源既少又分配失衡❹

作爲精神衛生體制之準繩的《精神衛生法》偏重醫療之本質，也清楚反映在資源分配上。首先，國家預算反映一個政府的思維與價值觀，而我國精神衛生相關預算不僅占比少，也較其他國家來得低。根據二〇二〇年王婉諭立法委員的資料[16]，二〇一八至二〇二〇年間，政府在心理健康促進以及精神疾病防治費用的投入，分別僅占衛生福利部預算的〇．三%與〇．一%；二〇二〇年台灣精神健康預算平均每人支出僅約〇．七五美元，較世界衛生組織會員國預算支出中位數約二．五美元低得許多。

❹ 本章取用之資料與統計以回應研究期間（2018年8月至2021年1月）之背景爲主。

總體資源已經少之又少，分配又極度失衡。再根據王婉諭提出之資源分配資料來看，政府預算替為數約二萬六千位接受醫療與機構式照護的患者投注一百一十三億元，每位患者平均獲得約434,615元。但在社區約十一萬三千位的精神病患僅分配到十三億，每位患者平均獲得約11,504元。在我國精神衛生預算這塊餅已經很小的狀況下，接受機構化照顧的患者雖然是少數，但平均每人竟比大多數在社區生活的個別患者分得多達三七．八倍的經費。

由此可見，我國慣常以醫療主導的精神醫療復健體系，將資源投注在成本最為高昂、但需求人口最少的醫療照護。反倒是成本低、需求人口多的社區復健服務缺乏資源。這使得回到社區生活的精神病患，無法獲得足夠的社區資源支持。

破碎的體系

社區精神復健資源已不足，實際的操作又是如何？我國提供給精神病患的醫療與復健服務，依現行之《精神衛生法》與《身心障礙者權益保障法》分屬衛政、社政與勞政三種行政部門。在實務上，這三種行政部門協商出精神病患照顧之權責劃分❺，將病患依性質區分爲六類，並訂定爲各類病患提供之服務類別。其中僅針對第四類「精神病症狀穩定，局部功能退化，有復健潛能，不需全日住院但需積極復健治療者」提供社區復健與就業安置服務。

此分工看似周全，實則荒謬。精神病患需要的是從一開始就以「全人」爲焦點的體系，而非像是在生產輸送帶上的接力服務。這些基於行政本位的服務進程與內容，嚴重忽略患者的個別差異。事實上，每位患者的病程各異，疾病對患者影響的層面也各有不同。各行政部門的資源若無法根據個別需求來靈活運用，等於是強迫病患延遲啟動精

---

❺ 衛生署與內政部於1997年訂定「精神病患照顧體系權責劃分表」，將病患性質分爲六類，此分工沿用至今。第一類爲嚴重精神病症狀，需急性治療者。第二類爲精神病症狀緩和但未穩定，仍需積極治療者。第三類爲精神病症狀繼續呈現，干擾社會生活，治療效果不彰，需長期住院治療者。此三類皆由衛生醫療單位負責，提供急診、急性／慢性／日間／長期住院治療與居家治療等精神醫療服務。第四類爲精神病症狀穩定，局部功能退化，有復健潛能，不需全日住院但需積極復健治療者。這一類由衛生醫療單位與勞政單位負責，提供精神醫療、社區復健與就業安置服務。第五類爲精神病症狀穩定且呈現慢性化，不需住院治療但需長期生活照顧者。第六類爲精神病症狀穩定且呈現慢性化，不需住院治療之年邁者、癡呆（失智）患者、智障者、無家可歸者。此二類由社政單位主辦、衛生醫療單位協辦，提供長期安置與居家服務。

神復健。遑論病情早已穩定的患者，只因爲家屬要求或醫師安排，而在慢性病房長期滯留，且在病房又無法取得就業輔導相關服務，導致病患的人權與福祉備受阻礙。本研究卽有患者在慢性病房住院期間只能靠自發的動力辛苦找到工作，沒有得到任何資源與協助。

更甚者，衛政、社政與勞政三方權責劃分之後，便各自閉門造車，彼此之間缺乏連結或轉銜機制。例如從醫院離開時並未落實出院準備，沒有告知病患和家屬社區有哪些復健和照護資源，更未確實做到轉介協助。又如患者雖然得以藉由衛生部門的社區復健服務進行職能訓練，卻沒有管道銜接至勞政單位的就業服務，患者因此只能原地踏步。

精神復健服務量能不足

各自爲政的行政部門不但不成體系，個別提供的服務也不足，甚或不適用。以二〇二〇年的統計資料爲例，該年有199,530名精神病患領有慢性精神病重大傷病卡。同年領有慢性精神疾病之身心障礙證明者有131,624名[6]。若進一步以障礙程度區分，有38,850位輕度障礙者、70,791位中度障礙者、20,209位重度障礙者，與1,774位極重度障礙者。其中，輕度與中度的障礙者共109,641位（83.3%），他們理當是可以參與社會、進入勞動市場的能動者[7]。

對於這約十一萬名的精神病患，我國有何相應的精神復健資源呢？在衛政方面，我國法定社區精神復健服務機構僅有兩種：一種是可提供二十四小時全日服務的「康復之家」，即本書研究聚焦的服務類型；另外一種是提供白天活動、不含住宿的「社區復健中心」。我國在二〇二〇年底有一百五十九間康復之家，僅可收治服務6,789人。以最需要康復之家復健服務的中度慢性精神病患者而言，康復之家能夠服務的人數不到一成。不但接受康復之家住宿型服務的人數有限，日間復健服務更是寥寥無

---

❻ 具精神疾病診斷之患者若符合條件，可申請衛政醫療的重大傷病卡與社政福利的身心障礙證明。二者皆爲自願申請，且兩系統未整合，故以下以具身心障礙身分人數之分析係爲保守估計。

❼ 根據「國民年金保險身心障礙（基本保證）年金視爲無工作能力身心障礙類別及等級表」，具身心障礙證明之慢性精神病患者中，僅有被鑑定爲重度或極重度者被視爲「無工作能力」。資料來源：勞動部勞工保險局（2015），國民年金保險身心障礙（基本保證）年金視爲無工作能力身心障礙類別及等級表。https://www.bli.gov.tw/0016615.html

幾，同年「社區復健中心」僅七十一家，僅可收治服務3,406人。可見社區的精神病患雖占大多數，且亟需精神復健服務，卻無處可去。

不適切的社政與勞政服務

除衛政體系之外，社政與勞政也都有責任提供精神病患福祉的保障，然而這兩種行政體系皆未考慮精神病患藥物作用與症狀起伏等特性，僅提供與其他障礙類別者相同的服務，不但造成精神病患服務使用率低，而使用者也未能充分獲得精神復健與復元的支持。

截至二〇二一年底，社政提供給所有身心障礙者的社區式日間照顧服務共有一百八十個據點，其中接受服務的人，只有一〇・五%是慢性精神病患者。社區居住服務共有一百二十五個據點，使用者多爲智能障礙者，僅有九%的使用者爲慢性精神病患者[17]。

勞政所提供的服務也不盡理想。根據「105年身心障礙者生活狀況及需求調查報告」[18]，慢性精神病患當中，就業者僅占一五・〇八%，在各障礙類別中僅高於平衡機能障礙者及多重機能障礙者，爲倒數第三低的障礙類別。另依勞動部統計，至二〇二〇年十二月底止，依據身心障礙者定額進用規定所雇用之慢性精神病患者，僅占七．二%。如果從就業服務資源使用情形來觀察，二〇一八年公部門就業服務統計中[19]，僅3,339位慢性精神病患者獲得就業推介，另有487人透過支持性就業服務就業，顯示在競爭市場上，精神病患獲得工作的比率極低。但就算在非競爭性庇護工場的2,019個職缺中，慢性精神病患庇護員工也僅有268人❽。

精神病患的就業服務成果不佳，極可能是因爲服務本身的設計不恰當，例如障礙者支持性就業服務成效以「三個月穩定就業」爲成效目標，達成後就結案。這或許適用於損傷狀態

❽ 庇護性與支持性就業型態都是勞政提供給身心障礙者職業重建多元模式中的選項。根據勞動部勞動力發展署，庇護性就業是針對有就業意願，但就業能力不足之障礙者，以庇護工場提供庇護性就業或在庇護工場內職場見習的服務。庇護性就業職場中絕大多數爲障礙員工，除管理者與支持者外，通常少有與非障礙者互動的機會，故實爲隔離環境，未能達到社區融合。支持性就業則是針對就業能力尚不足以獨立在競爭性就業市場上工作的障礙者，由就業服務員做個別化的就業安置、訓練及工作協助等支持性就業服務。透過支持性就業服務取得之工作的工時、工資與勞動權益皆應符合勞動法規之規定。資料來源：勞動部勞動力發展署身心障礙者就業資源網（2024）。身心障礙者就業資源。https://orsd.wda.gov.tw/employmentResources/subIndex/employment_services

穩定的障別，但就精神疾病而言，其症狀容易受到多重因素影響而起伏，以致設有時間限制的成效目標無法適用，更可能因為已經結案，導致其後需要就業支持時，無法復得，因而失去工作。

醫院與社區斷鏈對患者的貽害

法定社區精神復健服務機構雖然仍依循機構照顧模式，但此類機構以提供社區精神復健服務、協助社區適應為目的，可視為結束機構照顧、回到社區生活的跳板。然而，社區精神復健服務，除了供給量不足之外，在運用上也存在著醫院與社區銜接上的斷鏈。

以康家為例，本研究發現，受訪住民與家屬原本並不知道有康家這種社區型機構，直到碰巧進入附設康家的醫院就診時，經由醫療人員轉介其附屬的康家，才得知康家的存在。可見精神醫療與社區精神復健之間銜接的關鍵實為醫院的醫療人員，尤其是門診或住院的精神科醫師，因為他們的建議最受患者與家屬信服。

然而這樣的轉介並不常發生。我的研究分析發現，精神科醫師與其他醫療人員鮮少跟患者與家屬提及社區復健資源。這或許因爲可近區域確實無相關資源，或該區域內的資源品質不佳、不值得介紹；但也可能是精神科醫師與其他醫療人員對鄰近的社區復健資源一無所知，或不認爲轉介是他們的責任。

研究分析也發現，即便精神科醫師與其他醫療人員有心轉介病患至社區復健資源，也會受到來自組織行政的壓力。醫院在營利需求以及醫護人力緊縮的考量下，必然以追求病房滿床以及降低照顧密集度爲目標。因此要將慢性病房中病情已穩定、功能尚佳、理當可以出院的患者轉介至社區資源做進一步復健時，實則造成醫院的財務損失，也因空床位遞補了不穩定的新病人，而間接增加醫護人員的照顧負擔。本研究資料中，不乏醫師主動與家屬溝通，將病情穩定、只是在慢性病房中虛耗青春的患者轉至康家，但這種合理的安排，卻被視爲「顚覆體制」之作爲。

本研究發現，若醫師終能轉介，則以轉至自家醫院附屬之康家的可能性最高。大型醫院具備既有的資源與專業優勢，逐漸將業務拓展至精神復健機構之設置，提供同樣是由健保支付的社區精神復健服務，形成「一條龍」模式。本研究也發現，若患者或家屬接觸的是沒有附屬康家的醫院，就不曾從醫療人員口中得知康家資訊，即便可近區域確實有隸屬於其他醫院或由私人經營的康家。醫院自利的本位主義與門戶之見，不僅讓康家這種社區精神復健資源無法充分且靈活地被運用，也導致患者長期滯留於病房環境中；或在沒有任何支持與資源的情況下從醫院返家，而遲遲無法開展有效的精神復健之途。

更令人遺憾的是，患者長期滯留在慢性病房，容易養成對機構的依賴。研究中的工作人員分享，在鼓勵慢性病房的患者轉換到康家時，常需要鍥而不捨、反覆地勸說，卻仍經常被患者婉拒。患者認為在慢性病房過得好好的、吃住都有人幫忙，何必自找麻煩？這看似患者的怠惰，卻是環境造成一個人被「機構化」的結果。醫院所提供的全控式機構照顧，有著種種限制與監管措施，不容許個人特質的展現、不強調滿足個人的需求，這樣的環境會慢慢消磨一個人的自我意識與自發動機，使得患者不敢有想望，也盡量避免改變。

因此就算來到相對自由的康家，被機構化的患者依然處在需要被照顧、被管控的心態中，猶如久被禁錮的籠中鳥，已無法想像翱翔的自由，更忘了自己本該是會飛的。一位工作人員在康家住民身上看見「機構化」深切的刻痕，以及長年住院後要啟動精神復健、學習自主的困難：

他們已經機構化。他們罹病已經十幾、二十年以上，已經習慣這樣的生活模式：工作人員交代什麼，他就做什麼。到康家可以有一些自主性的時候，他反而不知道要幹麼，甚至覺得這樣做到底可不可以？他開始會有一些懷疑。為了避免變動、改變，他反而會遵照工作人員說的去做就好了。他們不知道怎麼樣去做一些跟自己有關的活動，會自己封閉自己。變動對他們來講是有壓力的，他們覺得生活就是這樣子而已。

對精神病患的汙名，是從「第二點」開始說的故事

精神病患常被視爲社會安全的「禍源」，但問題實則在於跛足的精神衛生體制。

巴勒斯坦詩人巴爾古提（Mourid Barghouti）曾表示：要掠奪一群人的身分和價值其實非常容易，只要從「第二點」開始講述他們的故事。他舉例只要從「第二點」開始講，美國原住民就成了射箭殺人的元兇，而拿著槍的白人就變成純粹的受害者。從第二點開始講的故事刻意跳過白人對原住民欺壓與燒殺擄掠的行徑，但這才是造成衝突的起源。他又舉例只要從「第二點」開始講，美國黑人對白人的憤怒，就變得完全無理而野蠻了，因爲從第二點開始講的故事把白人奴役黑人數百年的暗黑歷史給隱藏起來。只要不去追本溯源、探討故事眞正的起點，就可以輕易地顚倒是非，讓壓迫者輕鬆地合理化他們的作爲[9]。我們的社會對精神病患的汙名，又何嘗不是這樣的故事？

社區中缺乏契合精神病患所需的復健資源與支持，才是故事的起點。由於精神復健服務匱乏，或僅止於恢復自我照顧功能這種表淺的層次，患者卽便身處社區當中，也難以做到社區融合。當患者退縮在家，只能虛耗光陰，就難逃自我貶抑、自我懷疑的

[9] 本段內容出自巴爾古提的自傳*I Saw Ramallah*。原書於1997年以阿拉伯語撰寫，Ahdaf Soueif將其翻譯爲英文，由Anchor Books於2003年出版（ISBN: 1-4000-3266-0）。阿迪契也在「單一故事的危險性」演說中引用這個論述。

心態，更難有動力做好自我照顧。就算患者自己不甘於現狀，也因無法獲得協助而難以想像其他可能性；無法在病人角色之外重新找到在社會立足的基石，也就難以懷抱希望。若再加上周遭人們的排斥與閃避，種種壓力威脅病情的穩定，終致必須再次住院，重複如旋轉門般的惡性循環。

諷刺的是，缺乏精神復健資源的結果是讓精神病患變得危險、不可預測、滑稽可笑、無能、無望，恰巧「印證」了社會大衆對精神病患的汙名。人們據此所給予的歧視對待，才是許多衝突事件眞正的「起點」。從旁人對精神病患的捉弄、汙衊，到警消、醫護人員在危機中只懂得用束縛、強押等粗暴的方式控制患者，這種種行爲導致了衝突，讓患者因恐懼而更爲激動、奮力抵抗對方的「暴力相向」。精神病患對這些不當對待所產生的情緒與行爲的反彈本是「正常反應」，卻反而加深了精神病患是狂亂的、暴力的脫序印象，使其更難融合於社區當中。

根本的問題在於，我國精神病患長期缺乏社區精神復健與支持的資源，而這個問題在少數幾件與精神病患有關之暴力事件沸沸揚揚的謾罵聲中，已經隱沒了三十多年。將患者置於司法制裁的靶心來究責固然直截了當，但漠視問題根源，不但無助於此類暴力事件的終結，反而只會助長成千上萬在社區中靜默生活的精神病患繼續受到不公不義的對待。唯有深究故事的起點，不再重蹈覆轍，才有可能發展新局。

03 我的家人生病了

家屬：有這種病的人最悽慘。
陳芳珮：對啊……真的，不知道是他們比較辛苦，還是家裡面的人？
家屬：還是要跟他們一起辛苦。

家屬承擔，理所當然？

在台灣社會，無論是輿論或法律⑩，皆責成家屬負起照顧精神病患之責，也時常恣意撻伐家屬沒有好好「看管」患者，卻忘了在缺乏社區精神復健資源與支持的環境中，家屬

⑩《精神衛生法》於1990年立法之初即規定經專科醫師診斷屬嚴重病人者，應置保護人一人。配偶、父母、家屬自始至今皆列為保護人之人選。「保護人」應保護病人權益，於嚴重病人情況危急時執行緊急處置、協助病人就醫、病人擅自離開精神照護機構時，皆居為首因應之順位，且應協助嚴重病人之治療安排與接受社區治療等。

亦是束手無策[20]。

雖然多數接受機構照顧的精神病患都期待有一天能夠回家，但由於家屬得不到支持資源，所以家人一旦住院或入住康家，家屬反而傾向將家人留置在機構，避免家人回家後自己必須面對不知如何照顧的窘境。這也是從康家結案返家的住民如此之少，以及對大多數在機構受照顧的精神病患而言，「回家」是如此遙不可及的原因。

家屬對生病家人返家的抗拒看似自私、無情又不負責任，但眞的是如此嗎？一次訪談中，一位母親平心靜氣地細數這一路走來的點點滴滴，她眼角滲出的淚水乘載著酸楚與傷痛，如涓涓細流順著皺紋的溝渠緩緩淌下，在兩個多小時的訪談中不曾停歇。和緩的口吻與止不住的淚水所形成的強烈對比給我莫大的震撼。

到底在家人罹患精神疾病之後，家屬經歷過怎樣的遭遇呢？

陷入陪病風暴

失速墜落

相信絕大多數的人不曾預期自己會成爲精神病患的家屬，本研究中的家屬也不例外，他們都是在無法選擇的情況下，被迫擔任「患者之家屬」。我過去的研究就曾發現，家屬最初通常是發現家人異於往常或怪異的行爲表現，或是家人主動向他們求助，才感知家人的不對勁[21]。本研究的家屬進入這趟突如其來的旅程，也始於觀察到家人無故全身發抖；或家人遭到家屬數落時，會反常地回擊，導致雙方幾乎大打出手；或家人表示有人在他耳邊說話，或騎車時覺得有人在後面追趕；也有家人主動要求看心理師。

家人在學校的課業表現經常成爲初期的警訊之一。一位母親表示，孩子國中時除了吃飯會現身之外，其餘時間總是關在房間裡。直到老師來電關心，她才知道原本課業優異的孩子，成績已經一落千丈。另一位母親的孩子在高中畢業前夕發病，嚴重影響學習。孩子從斷斷續續到校，到完全無法上學。這位母親最後是想盡辦法，在老師願意通融之下，勉強拖著孩子熬到畢業的終點線，然後馬上去就醫。

披荊斬棘的就醫歷程

家人發病之初，家屬往往歷經手足無措的求助過程。他們毫無頭緒，求神問佛、西醫、中醫，用盡各種方法，有什麼就試什麼。如一位家屬提到，在對精神疾病毫無所知、醫療資源極度匱乏的情況下，第一時間只能向信仰求助，拖了一、兩年才送醫院。又如一位家屬在一番折騰之後去問神明，神明說這是孩子小時候沒有顧好所致，並斷言這個狀況不會好轉，但指示去精神科住院看看，家屬才依旁人建議找到精神科入院治療。更有家屬只要打聽到有人推薦的名醫，顧不得路程遙遠、交通不便，不辭勞苦也要帶家人去試一試。然而這些努力也讓家屬反覆從高度期待落入失望深淵，在起伏當中感到心累身疲。

然而進入精神醫療體系，並不保證家人得到需要的協助。家屬在家人就醫後獲知診斷，但多數醫院只有急性病房，一旦健保住院天數限制一到，即使家人病情還未完全穩定，社區中也沒有任何接手照顧的機制，家人還是會被趕出醫院。因此在家人病情嚴重期間，家屬只好帶著家人一間換過一間地住院，經常是附近區域的醫院全都住過一輪。

另一個艱鉅的挑戰是找到合適的醫師和藥物。精神疾病用藥的困難在於病人個別性與臨床反應差異極大，每次投藥都如同實驗，無法確知是否必然有效。此外，藥物必須在體內累積才能發生作用，需要等待與觀察的時間；再加上過程中出現副作用的傷害，如肢體僵硬、身材變胖，讓嘗試藥物的過程充滿挫折，不僅家人辛苦，家屬也身心俱疲。更困擾的是，不同醫師會開不同的藥。每當因健保限制而需要更換醫院或醫師異動時，家屬就面臨了兩難的選擇：是要捨棄近便性、再度不辭辛勞地追隨原來的醫師，還是換了醫師之後再度陪伴家人重新走過這辛苦的尋藥歷程？

無助的旁觀者

陪病過程中，最讓家屬揪心的，是只能當無助的旁觀者。一位家屬回憶：

「(家人)最嚴重的時候叫警察幫忙，只能眼睜睜地看著他被警車送下去，因為他已經攻擊了。」近距離目睹家人經歷這痛苦的過程，家屬感到非常心疼與不捨，卻也無能爲力。在家中，家人的精神症狀或因服藥出現的副作用都不是家屬所能預期，因此只能提心吊膽地觀察、隨時準備應變。而在醫院中，家屬也必須目睹家人強迫接受醫療之必要卻不人道的對待。

一位母親提起時，語氣仍充滿不捨：「那時候(病況)就很壞，都要用束縛的方式，束縛用手銬，很壞，沒有辦法。」即便家屬能夠了解這些作爲的必要性，但內心的糾結與傷痛卻無法釋懷。另一位母親說到某一年孩子在過年前夕住院，不但返家過年無望，且因病況嚴重，既被打針，也被束綁。醫師怕母親傷心，還特別建議母親這個時候不要來探視孩子，卻一樣讓母親心碎：「我就覺得我養了一個孩子怎麼會遇到這樣的疾病，然後要被綁，被做這樣的治療。」

在就醫之外，日常生活中，家屬還需要應付家人的精神症狀、家人對生病這件事的反應、藥物的副作用，還有伴隨而來的身體疾病、各種怪異的行徑或是車禍受傷等意外，以及因生病而受到的社交孤立。照顧充滿著複雜與不確定性，家屬雖然不明所以，還是得隨時應付突發狀況、處處「打怪」，搞得自己精疲力竭。

除了眼前要面對的種種挑戰之外，在陪病過程中，家屬也漸漸意識到家人在疾病摧殘下，已經變了一個人。過去對家人的期待與夢想，也漸行漸遠。一位母親娓娓道來孩子從小對繪畫的喜好和天賦，只可惜因爲發病，狀況急轉直下，無法繼續學畫。母親在孩子病情穩定之後仍持續鼓勵孩子重拾畫筆，但終究不了了之，感到十分惋惜。另一位母親也痛心原本名列前茅的孩子在生病之後完全走了樣。在責備孩子的表象之下，藏不住她對命運的怨尤：

她小時候很聰明耶。讀國小的時候，也都是讀第一名的耶！我們不要求她成績，問題是妳給我讀到壓力太大這樣，……這一輩子真的是我罪孽耶！我不知道我上輩子做什麼，為什麼會生妳這樣的，我真的想不到耶！

孤立無援的家屬

求助無門

雖然受訪家屬的家人初次展現怪異的行徑皆在一九八〇年代以後，也就是我國宣稱大刀闊斧推動現代精神醫療之後，但是多數受訪家屬表示，即便家人開始接受治療，也從未有醫療人員跟他們詳細解釋家人的情況到底是怎麼一回事，遑論提供照顧上的指引。因爲不清楚家人生的是什麼病，或不了解疾病的本質，家屬只能從觀察家人來揣測，因此時常處於「現在到底是怎樣？」這種不明就裡的焦慮和挫折中，也無法提供有效的照顧。例如家屬不了解誘發症狀的原因，只觀察到可能是因爲勞累或菸酒、或是情緒受到刺激、或是互動衝突等。無法確定原因就無法預防。症狀嚴重時，只能繃緊神經從旁看顧，直到更嚴重時緊急送醫。但在沒有具體照顧醫囑的狀態下出院返家，只是在等待下一次惡化的到來。

這種循環讓家屬陷入無法醒來的噩夢。家屬在看顧生病家人與其他角色之間，時常分身乏術，特別是難以兼顧工作。例如就有家屬工作一忙，顧不到家人，家人鬧事進了警局。也有家屬需要全時看顧家人，以防意外，或爲家人提供交通接送，不但影響工作，也完全沒有休息的時間。

更讓家屬驚惶的是，家人在症狀急性期的行爲，往往難以預料和理解。生病家人可能有自殺或自傷行爲，也可能對家屬暴力相向，部分家屬也曾因此受傷。除了擔心自己的安危之外，家屬也深怕傷害到鄰居。試想社會大衆對偶發的社會事件尙且感到害怕，家屬長期日夜生活在恐懼之中，又情何以堪？

然而，家屬最大的挫折就是求助無門。家屬陷於許多「不知」，而讓這個過程備感辛苦：不知家人是否生了病？不知家人生的是什麼病？不清楚醫療資源何在，不知該去哪家醫院、看哪一科、看哪一位醫師？家屬也不了解醫療體系，不知哪家醫院才有慢性病房，也不知健保如何規定？這些本該是具體、明確的資訊，家屬卻沒有管道可以取得，他們接觸到的醫療專業人士也未給予詳細解釋。在偏鄉地區的家屬因資源缺乏與資訊不發達，更感到束手無策。

信仰提供支持

在漫長且無助的陪病過程中，信仰是許多家屬重要的支持。特別是在家人剛生病或缺乏專業協助時，信仰儼然成爲解惑的替代管道，讓家屬在面臨「家人爲什麼會變成這樣？」、「現在該怎麼辦？」這類問題時，可以取得答案或慰藉。一位家屬便是透過神明指示而讓家人住院；另一位家屬則是在安排家人從康家返家之際與媽祖參詳（討論），並獲得媽祖的肯認與庇佑，讓家人得以成行。

也有家屬篤信信仰的護佑，將輾轉多時、終於遇到盡心協助的醫師、適切的藥物或有機會入住康家等「好運」，歸功於信仰在冥冥之中的指引。如一位母親分享她在四處奔波許久、心力交瘁之後，向神禱告，希望能就近找到適合的醫師，因緣際會之下果眞如願以償。但醫師試用多種藥物仍起不了作用，只好建議嘗試最後一線藥物。這個「宣判」讓母親極爲惶恐，決定將此事再度託付給神。在跟神禱告後，孤注一擲，所幸新藥讓孩子的病情逐漸穩定下來。

此外，信仰也是家屬安頓身心的力量。一位家屬在接觸信仰之前，頑固地認爲哪有醫不好的病，所以一直四處打探求助，也因勞累而形銷髮蒼。直到她信教之後，才較能坦然接受家人生病的事實。信仰社群的支持，對家屬也意義非凡。一位家屬就十分感謝教友們多年來的相伴，尤其家人生病初期最混亂的階段，教友們定期的訪視有效地支撐住這個家庭。

家屬將信仰當作自己的依靠，也在對生病家人無計可施時，將家人囑託給信仰。家屬深信心誠則靈，相信真誠地膜拜會換得神明對家人的保佑。一位家屬表示：

> 我自己不知道有沒有辦法顧，但我有我們的媽祖嘛！我有媽祖這樣保佑，有在拜拜就為他增加智慧、貴人相助這樣，我都會說這兩句。我在拜的時候，我就在想說可不可以讓他比較快活一點，不然我們也沒有什麼能力來幫助他。

信仰與醫療的競合

許多案例都顯示，信仰帶給家屬心靈的寄託與支撐的力量，但我更真切地觀察到：信仰也可能是家屬憑一己之力在照顧負擔中載浮載沉，不得不抓住的一塊浮木。一位家屬就分享她成爲不肖分子藉信仰之名、卻趁人之危來斂財的目標。她無奈地說：「人家說吼，白天找醫生，晚上找乩童，就是這樣嘛！」直到一位醫師跟她解釋病人越早發病預後越不好，她才終於釋懷，不再像無頭蒼蠅般不斷四處求助。

另一方面，家屬經常是生病家人對外求助的代理人或守門人，也因此家屬如何透過信仰來解讀家人狀態以及對此信念的忠誠度，往往深刻影響著求助的方向和路徑。例如一位家屬認爲孩子之所以變成這樣，是因爲在外住處風水不佳、遭陰魂趁虛而入。家屬曾經跟醫師講過他對孩子狀況的歸因，但醫師不予理會，他則懷疑醫師是爲了賺錢，而不直接使用最有效的藥物來治療。孩子後來漸漸穩定，家屬則歸因於諸神協力驅逐陰魂的成果。

面對此類民俗觀點，醫療專業人員若僅以「迷信」來解讀，而對家屬嗤之以鼻或對立衝突，對病患的照顧並無濟於事。本研究分析顯示，即便家屬會嘗試信仰所提供的療癒方式，但也都願意接納西方的精神醫療。因此信仰與醫療之間不必然像拔河一樣，需要分個你輸我贏。反倒可以像座天秤，找到一個平衡點，由醫療專業人員在同理家屬急於爲家人找到解方的前提下，提供給家屬具體且有實質效益的支持與協助。

巧婦難為無米之炊

家屬在家獨力照顧生病家人時，面臨了許多無法掌控的因素，如家人無法規律服藥與自我照顧的能力不足，或作息日夜顚倒，都可能讓病況走下坡。若是家人有暴力傾向，家屬也不敢過度干涉。但家人在社區中確實無處可去，以至於成天在家無所事事。社區鄰里也可能出現有心人士誘使家人從事不良或不法行爲，家屬也無法防範。

家屬的經驗淸一色是一路走來只能自求多福，但就算是最盡心盡力的家庭，靠全家之力分工合作，也無法做到滴水不漏。家屬認爲精神疾病所造成的照顧負擔，家屬固然是責無旁貸，政府也不該推諉卸責。起碼應該給家屬照顧工具。但無論在醫療體系或社區裡，卻鮮少提供資源與協助，使得家屬卽便有心要在社區中協助家人，也面臨巧婦難爲無米之炊的窘境。

有家屬就質疑，爲何醫院有糖尿病、乳癌等疾病的支持團體，讓這些病患或家屬彼此可以聯誼、相互支持，而像精神疾病這種更讓人手足無措的病症，反而沒有類似的支持團體？家屬很希望了解精神疾病，認識精神復健資源，也想要與精神照護專業人員並肩合作。然而家人住院期間卻不曾有任何資源用以補強家屬的照顧知能，導致家人出院後，家屬依然手無寸鐵。

出院之後，醫院或沒有後續追蹤的機制，或僅打電話關懷「病情」是否穩定，卻對病人的生活狀況不聞不問。但是家屬眞正需要的是在病情穩定之外，協助家人建立社區生活的指引。家屬尤其想知道社區資源的資訊，如此一來才能爲家人的復健發展鋪路。然而，現實情況是，家屬全然接觸不到精神復健和就業體系的資訊，在沒有援助之下，只能靠自己摸索，卻經常四處碰壁。

對家屬而言，家人病情穩定雖是好消息，但他們擔心家人習於現狀而陷入停滯，更憂慮未能把握現在而影響家人潛能的發展。特別是面對還年輕的家人，家屬對自己的無能爲力感到扼腕。然而家屬缺乏支援，不知如何、也不敢輕易突破現況。一位家屬就感嘆家人發病時正値青年期，但因爲當時沒有任何及時資訊可依循，使得家人僅知道要接受醫療，因而錯過復健、培養一技之長的黃金時期，以致之後進入康家的補救，也只是事倍功半。

「主要照顧者」：生命中難以承受之重

唯一的照顧者

本研究發現，除了少數家庭在照顧上有清楚的分工、互相支援，多數受訪家屬是生病家人唯一的照顧者，因此這位家屬往往付出難以想像的代價。爲什麼會成爲唯一照顧者？原因之一是家庭內照顧人力不足，例如年紀大的家庭成員心有餘而力不足；其他家庭成員如手足，可能各自成家或在外立業，難以兼顧照顧責任；抑或是家庭成員與家人的關係不佳。另一個因素是家中照顧負擔分配不均，其他家庭成員也許或多或少從旁協助，但是多爲經濟支援，也有成員完全置之不理。幾位母親也感嘆生病的孩子不論大小事，都只會「盧（煩）」她而已。

讓這些家屬更辛苦的是，除了生病家人，他們可能同時也需要照顧其他家人，像是同樣患有精神疾病或其他慢性疾病、受傷、或需要經濟支持的家人。需要照顧的對象也可能分散在不同縣市，造成照顧者的負荷更大。另外，多數家屬除了照顧，也必須賺錢養家。有幾位家屬從事高工時且低薪的工作，卻又是家中唯一的經濟來源。

在多重壓力之下，部分受訪的家屬自己也承受病痛之苦。這是經年累月把受照顧者的需求視爲優先、自己的需要擺在一旁的結果。在訪談的當下，家人的病情多已穩定，這些家屬也才開始正視自我照顧的重要。一位家屬表示，現在知道要留一點時間給自己，做好自我照顧，也會適時跟家人表達自己的限制，並尋求他們的支持與協助。

另一位家屬負責照顧幾位罹患精神疾病的家人，也跟我分享她的心路歷程。她曾一度因照顧壓力引發急性精神反應而住院，所幸有配偶的體諒和陪伴，以及她個人堅毅又樂觀的特質才慢慢恢復。她也曾經因爲必須挑起照顧重擔而怨嘆，但是她學著放過自己，並利用志工訓練所學，來提升照顧自己與照顧別人的能力。她也學著設定界線：當她沒有辦法再承受時，卽便有一連串的

Line訊息，她也就放著不管了。她學到在有需要時求助，也非常鼓勵大家求救。她建議多與其他家屬連結，彼此互相支持，一起面對這個生命中的事實。

雖然上述家屬的領悟與成長彌足珍貴，卻也不該掩蓋照顧重擔對家屬深遠的影響。就像精神疾病不是患者的全部，家屬也不該被窄化為提供照顧的工具。家屬因社區精神復健資源缺乏，而犧牲掉的生活福祉與被剝奪的生涯發展，都是不容忽視的問題。

背負社會人士的責難

除了在家內要默默承受照顧重擔，家屬，尤其是母親，在外也背負著社會人士的責難。例如生病的孩子無法控制一時衝動而翹班，不但賠了工資，也遭解雇。公司經理辱罵母親過於寵溺、沒有好好教育小孩。母親備感無奈，卻也能同理經理因為不知孩子生病而口不擇言。只是這些辛酸也只能往自己肚裡吞。

然而值得一提的是，我鮮少從受訪家屬口中聽到覺得「羞恥」、「丟臉」等內化精神疾病汙名的表達。多數家屬反而正面迎擊精神疾病汙名的挑戰。例如一位家屬意識到精神疾病有家族遺傳的可能性，所以卽便自己的孩子年紀還小，也開始帶他們去探望生病家人，讓他們認識精神症狀的樣態，破解對精神疾病的迷思。也有家屬鑑於過去自己在無知中摸索，現在有機會就跟周遭的朋友或同事，尤其是年輕人，分享他的陪病經驗，並就生病家人逐漸走向復元的歷程，來導正罹患精神疾病只能絕望、旁人只能退避三舍的錯誤觀念。

無止盡的操心

然而不可諱言的是，受到長期擔負主要照顧責任的影響，家屬變得容易杯弓蛇影，難以放心與放手。家屬在家人生病初期動輒感到驚恐，因此卽便後來家人的病情穩定多時、也展現出相當程度的自主能力，家屬仍會投射自己的焦慮與不安。家屬擔心家人「萬一」又發生危險或惹事生非，因而需要確認家人在生活上隨時有人「監督」。例如雖然返家的家人足以負起照顧其他生病家人的工作，家屬還是時時擔心家人的安全和作爲，而在沒有告知家人的情況下，安排認識的人在家人外出時尾隨，以確保家人安危，讓自己安心。

我在研究中也發現，家屬會爲生病家人聲請監護宣告或輔助宣告[11]。這些家屬在家人病情嚴重時，取得醫師開立的精神疾病診斷書，或以身心障礙證明向法院聲請宣告。這原本是我國民法對缺乏法定行爲能力或能力顯有不足之成年人的保障，但對家屬而言，在必須爲家人之不當行爲善後時，也是一項有利的法律依據。只是受宣告的家人不一定確實了解監護宣告或輔助宣告的意涵，也不一定知道在自己病況穩定、有自理生活能力後，可以

---

[11] 根據我國《民法》，當成年人因爲精神障礙或心智缺陷，影響獨立判斷或表達能力時，聲請監護宣告或輔助宣告可保障受監護或輔助宣告人之權益，亦防止因其法律行爲使財產受到侵害。

若當事人「不能」爲意思表示或接受意思表示，或是「不能」辨識意思表示之效果者，得受監護宣告（第14條第1項）；若當事人對於爲意思表示或接受意思表示，或辨識其意思表示之能力屬「顯有不足」，得受輔助宣告（第15-1條）。

「監護宣告」使當事人成爲「無行爲能力人」，不能自己進行法律行爲，而須由監護人作爲法定代理人，代爲進行法律行爲。「輔助宣告」限制當事人法律行爲能力，即當事人原則上具行爲能力，但進行重要財產的買賣、抵押、租賃或借貸等特定法律行爲時（第15-2條），應經輔助人同意，否則爲無效行爲或法律效力未定。

此兩類宣告得由本人、配偶、四親等內之親屬等人聲請。聲請人須具相關文件與證明（如醫療診斷證明書、身心障礙證明等），向法院提出聲請。受監護或輔助之原因有所改變或消滅時，法院應依聲請權人之聲請變更宣告類型或撤銷宣告。

聲請改變宣告類型或撤銷宣告。若家屬也未提出改變或撤銷宣告，不但與精神復健追求自立自主的目的相違，也是對家人權利的框限。

面對家屬看似自私、逾越界線的獨斷作爲，在予以撻伐之前，實應更深切了解他們的處境。社會經常瀰漫著一種浪漫的想像：家庭中的照顧者與被照顧者是一體兩面、雙方共生共榮。殊不知更常發生的是照顧者與被照顧者之權益與需求的對立與衝突。

照顧生病家人不僅爲家屬帶來心理、生理、社會、經濟等層面沉重的負擔，與病患相處也常有摩擦，而可能成爲暴力的受害者[22]。文獻記載，每五位照顧者就有一位在過去一年中受到生病家人的暴力攻擊，尤其當家人合併藥物濫用、不遵醫囑、過去有暴力行爲等問題時，家屬更容易受害。此外，若家人依賴家屬提供照顧與支持、家屬設限管控家人，以及家屬與家人在互動中存在批評、敵意和言語攻擊的現象，也容易引發暴力行爲[23]。

由此可見，整個陪病過程與整體的照顧負荷對家屬的影響甚鉅，更可以說是一種創傷經驗，特別是許多家屬對照顧負荷的反應與創傷後壓力症候群（post-traumatic stress disorder, PTSD）類似[24][25]。創傷後壓力症候群的症狀包括，突然回想起過去創傷事件的片段、做噩夢、憂鬱、煩躁、焦慮、睡眠障礙、過度警覺、過度驚嚇、迴避會提醒創傷事件的線索等。從心理學的角度解釋，創傷後壓力症狀的啟動是一種認知神經生物學的過程，當與創傷事件相似或有關的特定線索出現，如想起過去被家人暴力相向的事件，或又看到家人出現疑似發病徵兆時，就會引發家屬強烈的不安全感和絕望感[26]。

從這個視角出發，不但不難理解家屬會採取各式各樣避免舊事重演與惹禍上身的作爲，也更應該可以體會家屬積極主動在這惡劣的情境之下奮力一搏的勇氣。錯是錯在我們的體制只有消極避惡的工具(精神病房、監護與輔助宣告、司法精神病院等)，極度缺乏積極、眞正可以讓病患以及家屬福祉提升的社區精神復健資源。

研究期間我曾目睹一個場景：前一刻家屬因爲家人屢勸不聽、再度出現脫序行爲，當下氣不過怒罵家人，而家人因心生不滿也立刻言語還擊，雙方就此爆發衝突。然而因爲家人沒有交通工具，行動上向來依賴家屬，下一刻我見到家屬與家人離開時，安靜地各自戴好安全帽、跨上機車，嫻熟的互動彷彿剛剛那場衝突不曾發生。我望著兩人騎車緩緩離去，感受到那沉甸甸的背影拖曳著的是家屬周而復始孤軍奮戰的辛酸，與見不到盡頭的無奈與嘆息。

04 走樣的康復之家

康家當初成立，大家都知道目的是什麼，是做什麼，為什麼排這麼多復健。可是為什麼現在不是？現在都「走精」(tsáu-tsing，指「走樣」)了。——工作人員

應爲「中途之家」的康復之家

康家的意涵

「康復之家」源自於我國的《精神衛生法》。此法將社區精神復健定義爲：「協助病人逐步適應社會生活，於社區中提供病人有關工作能力、工作態度、心理重

建、社交技巧、日常生活處理能力及其他功能之復健治療」，而提供此復健服務的精神復健機構分爲日間型及住宿型[12]，前者常見以「社區復健中心」稱之，後者則爲「康復之家」[13]。

雖然在《精神衛生法》與《精神復健機構設置及管理辦法》中皆未明確定義康家的意涵與屬性，但從其設置目的與功能可以推定，康家是過渡性質的精神復健場域，讓精神病患在離開醫院之後、能夠返家之前於團體生活的環境中培養獨立居家生活的能力與自信[27]。從中央管理康家的相關規範，如《精神復健機構評鑑基準（含日間型機構及住宿型機構）》[14]以及《全民健康保險醫療費用審查注意事項》[15]中，也可看出協助住民達成復健功效以致能回歸社區或返家，應是康家服務的最終目標。

---

[12] 《精神衛生法》第3條第1項。

[13] 「康復之家」之名原訂於《精神復健機構設置管理及獎勵辦法》，在該辦法於2008年修訂爲《精神復健機構設置及管理辦法》時被刪除，統稱爲「精神復健機構」。

[14] 《精神復健機構評鑑基準（含日間型機構及住宿型機構）》中規定「機構應依社區復健理念，訂定適當結案標準，並落實執行」。其中將回歸社區生活定義爲「生活功能已可自我照顧、分擔家務、就學、就業可返家或獨立生活者」，並以「依據結案標準確實執行，並備有結案記錄」且「四年內有百分之十以上住民經復健後功能進步，回歸社區生活且爲家屬接受，有就學、就業成功案例」爲此項評定爲B 等的標準。若能在「四年內有百分之二十以上住民功能進步，並結案回歸社區生活」，則評定爲A 等。

本研究中的工作人員普遍認同康家是從住院回到社區的中繼站，也就是所謂的「中途之家」。他們解釋，若沒有康家這種中途之家，從急性病房離開後直接返家的病患，病情可能依然起伏不定。當病患再度發病時，家人時常因不知如何面對，只好將病患再送回醫院，形成在家與醫院之間不斷進進出出的「旋轉門效應」。又或者像長期滯留在慢性病房中的病患，雖然病情穩定，但未接受社區復健訓練，返家之後亦無法自立。換言之，工作人員認爲在機構照顧和社區生活之間，需要有一個做準備的轉銜階段，培養包括自理與工作等方面的能力；也因此作爲「中途之家」的康家在實踐「返家」這個最終目標上扮演重要的角色，亦卽提供病患出院後緩衝的空間與時間，將自己的狀態與能力準備好，以便最終可以返家穩定生活。

對於家屬而言，康家解決了他們必須立卽將病患從醫院接回家的窘境，讓他們感到解脫，也因此較有願意讓家人出

⓯ 《全民健康保險醫療費用審查注意事項》中精神科審查注意事項第15點規定「精神科康復之家應鼓勵住民回家或獨立居住，長期（超過1 年以上）皆無回家或獨立居住個案，其每月申報超過25 日應加強審查，送審時應檢附社工的轉介計畫與策略報告及社工評估個案的背景資料（原生家庭狀況）作爲回歸家庭等之參考。

院。換言之，康家爲具復健潛能、卻因家屬不願或無法將其接回社區而停滯於慢性病房的病患，提供開展精神復健之途的可能性。

強調「復健訓練」

本研究的工作人員表示，爲了發揮「中途之家」的功能，讓住民最終能夠返家，康家的復健服務是以訓練「自立生活」爲目標。因此，不同於在慢性病房時，患者可能成天無所事事，在康家，工作人員會期待住民積極參與康家安排的各項活動、課程與工作訓練。

一般而言，康家會先著重穩定病情、建立生活、人際等自立自主能力的復健訓練。其次，養成工作能力以及進入就業市場，也是重要的復健指標。由於康家是住宿型機構，工作人員能近距離觀察復健的進展，了解住民有哪些職業潛能，適時地提供合宜的工作機會與挑戰。這些協助對努力嘗試回歸社區生活的病患可以有相當大的助益，如一位工作人員所言：

在沒有復健方案跟出院準備這一個計畫的銜接之下，很多個案其實功能好的，復健潛能不錯的，他會卡在病房。所以我說有康家之後，其實算是解救他們，讓他們可以到適合他的地方來。有好幾個來康家之後，真的有把他的工作潛能發揮出來。然後一步一步看著他從我們的工作訓練，然後到支持性就業，到真正的就業。我覺得這一個地方對個案來講很重要，他有嘗試出院的機會，也有某一些個案非常需要這樣的單位。

依然是「機構照顧」

受訪工作人員進一步剖析，康家作為醫院與社區之間的中繼站，相較於病房的全面管控，限制較少。康家較能讓住民自主行動，也有比較多機會接觸社區。復健訓練對於症狀漸趨穩定且內在動機強烈的住民確實發揮作用，也讓部分住民成功返回職場。

然而康家畢竟是機構式的照顧，基於機構管理，必然有所約束與規範，住民必須多所「配合」。例如雖不禁止住民自由出入康家，但為管理需要，住民仍須報備，有些康家甚至設有夜間門禁。又如康家平日會安排活動與課程，這雖然有助於被動的住民保持生活規律，但對於懂得規劃自己生活的住民，卻也造成需要請假、無法隨意自由行動的不便。而白天有工作的住民，更面臨晚上回到康家仍需參與活動及課程、全然沒有自主時間的困境。

康家機構式管理的特質，在新冠肺炎疫情期間更爲突顯：雖然身處社區，但醫院所屬的康家卻全然比照醫療院所最高規格的管控，住民被要求除非必要（如工作或回診），不得外出。康家對住民的拘束，也讓多數住民嚮往能夠眞正回到社區，過上更爲自由的生活。康家的工作人員也常以此鼓勵住民努力培養自主自立的能力，以回到社區生活。

然而，雖然從相關規範可推定康家旨在作爲精神復健過程中的「中途之家」，但目前住民在康家長期居住反而是普遍的現象，使康家儼然成爲「終途之家」。即便是本研究中以「中途之家」概念來運作的康家，其住民多數也是長期居住。受訪的工作人員估計，該康家約僅三分之一的住民有回到社區的可能，但在這當中條件俱足、最後能成功回到社區者，更爲少數。究竟是哪些因素讓康家的過渡機制失靈了呢？

本研究分析結果發現，康家能否正常發揮功能，深受使用者（包括轉介的醫療人員、病患與家屬）的立場與作爲，以及健保支付制度的影響。以下分述這兩者如何影響康家的實務運作。

被誤用的康家

被醫療端「誤用」

由於我國康家的服務量能很小，一般大衆往往不知道有康家這種機構，入住康家通常要由醫療端的專業人員轉介。遺憾的是，醫療人員有時未能正確使用康家資源。分析顯示，醫療人員可能對於適合轉介康家病患的條件與康家的評估見解不同，一位工作人員舉例：

他們（醫院社工）在轉介個案時會說：「欸，這個個案不錯啦！他進步很多。」然後我就告訴他：「因為你們是從他最亂的狀況，看到他現在症狀比較少了，所以你覺得他很不錯。可是在我們這裡，要看的就不只是醫療上的問題而已，包括他有沒有復健潛能、他的自己獨立生活功能、他能不能遵守規則的部分。」如果不行的話，其實對我們來講，真的是很大的負擔跟壓力。

換言之，醫療人員通常考量的是症狀穩定的程度是否適合後送到下一個照顧場域，而康家還會進一步評估患者復健的意願和潛能。若是康家勉強接受缺乏復健意願或復健潛能的患者，不但造成服務上的困擾，也常因無其他安置資源可轉介而滯留在康家，造成「誤用」。

研究也發現，精神科醫師會因爲家屬請託、爲配合醫院病床使用調度的需要、患者臨時需要家外托顧卻無相關資源，或患者需要戒治菸酒，而將病患轉介至康家。但是這些轉介都不是以病患積極接受復健訓練、準備自立爲目標。醫療人員的這些轉介看似無害，卻間接造成康家的「質變」。

研究中的康家是由社工與負責人進行收案評估，盡可能嚴格把關。然而康家工作人員更期待精神科醫師能與其站在同一陣線，雖然他們也理解醫師有可能迫於上述考量而轉介，但這樣的妥協對病患並非最好的安排。尤其分析顯示，精神科醫師因具有專業權威，因此經常是病患與家屬最信賴也最願意聽從的資訊來源。當精神科醫師受上列各式因素左右，忽略轉介的正當性，就造成康家必須面對被誤導而來的病患與家屬。這樣的病患與家屬打從一開始就對康家缺乏正確的認識，遑論認同康家以社區生活復健為目標的宗旨。當醫療人員的轉介未以運用康家作為「中途之家」為前提，康家就不能眞正發揮功能，終而淪為安養照顧機構。

被住民「誤用」

研究中發現，絕大多數住民都有返家的意念，但能否轉化為積極行動，才是關鍵。唯有住民具備自發動機，工作人員提供的復健協助，才可能發揮功效。但工作人員表示，有些住民滿意康家的生活樣態和居住資源，缺乏返家動機。一位工作人員有感而發：

> 以康家這個大環境來講，其實很多住民會在這裡住得很輕鬆、自在，不夠

自由而已。……雖然偶爾被管，不太開心而已，可是什麼都有人幫我安排，休閒活動什麼的。我覺得人的惰性會在這裡出現，包括我們自己也是嘛！我在這樣一個能夠平衡的狀態，我為什麼要去做改變？對，那就回到我們講的改變那個動機強不強……那為什麼他需要改？

面對這一類住民，工作人員雖然感到無奈，卻也能夠從人性求安逸的本質來理解。尤其是來到康家的住民，通常已在醫院受嚴格管控的封閉環境中流轉多年，好不容易來到康家能夠過著相對開放、凡事又都有人協助的生活。若是返回社區，免不了要面臨承擔家庭角色，或在資源不完整的社區中面對自立生活的挑戰。

然而，清楚康家作爲「中途之家」的工作人員，在價值上還是感到嚴重衝突：即便可以同理住民的心態，也應尊重住民的決定，但康家並非長期的住所。因此適合康家的，是具有復健潛能與動機的住民，認同康家是醫院與社區之間的中繼站。他們在達到復健目的、家屬願意接納時，就應該回到社區。若住民未妥善運用康家提供之精神復健訓練，不但形成資源的浪費，也會阻礙其他合適者使用服務的機會。

被家屬「誤用」

相較於住民缺乏復健動機，研究分析發現，康家更多時候是被家屬「誤用」。這需要從入住康家說起：在沒有康家這個選項時，家屬極力避免的是家人出院。因爲出院意味著返家照顧，家屬必須提心吊膽、一肩承擔照顧的重擔。又或者在需要維持既有生活與工作的情況下，煩惱著如何安排患病家人的照顧，而承擔不小的壓力。因此當家人從急性病房轉至慢性病房，在慢性病房中「卡」到位後，家屬經常盡可能延長家人住院的時間。直到健保核刪機制要求家人出院，家屬再與醫師協調，或轉急性病房，或暫時返家，但短期之內再次入院。

不過當家屬得知有康家這個選項時，卻也無法在第一時間欣然接受。家屬首先浮現的疑慮是：康家不像醫院管得那麼嚴，我的家人去那裡會不會亂跑？會不會出亂子？此時家屬需要的是有心推動精神復健的專業人員，主動積極地爲他們提供精神疾病與醫療復健的相關教育。例如解釋精神疾病的特性與藥物治療的效用，以及復健對激發潛能的重要性；說明康家的目的與服務，特別是建立起住民自立生活與工作能力的相關安排；同時鼓勵家屬看見家人在慢性病房期間的進步，並大力勸說家屬給予家人嘗試復健的機會與信心。

能夠接受康家的家屬會發現，康家這種仍有專業人員管理照顧的半開放式住宿機構，確實解決了過去家人出院就必須返家照顧的困境，而且家人在康家期間並未替家屬帶來過多的負擔。雖然康家的團體生活不比家庭生活來得舒適，但康家會照料生病家人的生活起居；家人在康家還可自行出入，且康家能幫忙管束，家屬不用擔心。康家也會安排復健活動，讓家人有事可做，還會訓練家人獨立生活的能力。最後家屬考量到康家的費用是他們負擔得起的，也預期康家會是家人比較長期、穩定的居住環境。既然康家是如此理想的替代照顧資源，不難想見家屬在家人終於進入康家、不用再由家庭獨力照顧之後，又會極力避免家人轉換照顧場域。因此當住民要從康家返回社區生活，就變得困難重重。

事實上，本研究中的康家工作人員在辦理入住時，會告知住民和家屬，這是過渡性質的復健服務，每半年須重新評估、簽約，也約定家屬須出席家屬活動等。但對焦急於不知如何安置出院家人的家屬而言，在康家床位稀少、難得有空床的情況下，自然是能夠先入住、有個地方去就好；只要能不直接返家、造成自己的困擾。至於康家所強調的復健、以住民返家爲前提等說明，多數家屬則選擇性地忽略。

將家人「擺」在康家的家屬，不盡然都會完全放手不管。部分家屬時常會到康家探望家人，解決費用、生活用品等大小事，或帶來零用金、飲食等，持續表達對家人的關心與照顧。唯獨當這些家屬不願正視家人回家的願望，或默許家人雖復健狀況良好但無意離開康家時，他們這些積極的「支持」作爲，反而成爲康家工作人員推動住民自立自主的一大阻礙。

然而最讓康家工作人員苦惱的，是對住民狀況不聞不問的家屬，有些甚至要工作人員直接取代家屬的角色。例如住民疾病復發需要入出院時，理應由家屬出面處理，但家屬卻推託要康家全權負責。再者，因爲家屬撒手不管而長期滯留康家的住民，也挑戰到康家作爲復健服務單位的前提。特別是當住民年歲已大，難以參與復健活動，或住民眞正需要的是養護與照顧，繼續住在康家的意義備受質疑。

顯而易見，家屬未能以家人能回到社區生活爲目標，也造成康家被「誤用」。研究分析發現，在「返家」這件事上，家屬與病人的立場經常衝突：不論是在病房或康家的家人多半都想回家，但返家的這把關鍵之鑰卻握在家屬手裡。然而家屬之所以對家人返家有所遲疑，甚或斷然拒絕，實因社區中精神復健與支持資源不足，當生病家人返家，家屬可預期的是要再次過著戰戰兢兢的生活、手無寸鐵地面臨隨時可能突襲的病情。因此不難理解家屬寧可誤用康家，將其用作替手照顧的資源，但這也使得康家重蹈精神病房覆轍，成爲住民無法逃脫的牢籠。

健保核刪機制是敵是友？

健保對康家的支付

在本研究期間（2018年8月至2021年1月），健保支付全日住宿型精神復健機構（康家）每人每日508個健保點數（約等同新台幣508元）的復健治療費。健保的立場自然是僅支付合理提供的服務，盡可能節約健保資源。因此在康家作爲「中途之家」的前提下，健保的思維是：康家的復健服務應該用於協助住民養成在社區獨立生活的能力，因此若住民有進步，就應循序漸進地返家外宿，如先嘗試週末返家，再進階至返家一週，到能返家十五天、也能維持生活自理且病情穩定時，就予以結案。

然而健保支付是康家最主要的財源，所以維持服務量能的飽和狀態，才符合康家經營的最大利益。對康家而言，在服務成本與利益考量下，實踐「中途之家」的理念成爲一項弔詭的任務：當康家認眞執行社區精神復健、鼓勵住民外宿與返家時，健保卻因這些在外工作或外宿的住民未在「康家內部」接受服務而核刪支付點數，造成康家財務上的損失，儼然是「做了對的事」卻被處罰。

換言之，表面上健保支付是以康家作爲中途之家爲依據，但實際設計上諸多的漏洞，卻讓結果與目的背道而馳。例如這種僅限於康家內部的條項支付（有提供服務才給予支付），並未考量機構整體營運的成本，以及要促成返家所需之外部活動或服務，如社區資源連結、職場開發與就業現場支持、與家屬的溝通及討論、外宿期間保持聯繫，或外展做家庭訪視等。同時，健保支付也未設計促使康家達成成功結案的誘因，反而變相鼓勵康家經營者的惰性，使他們以減少住民的社區參與及工作訓練等積極復健活動的方式來節約成本，並且盡量延長住民留置康家的時間以獲得支付。這些弊病成了多數康家成爲「終途之家」的重要因素，也造成經營者必須有「佛心」，願意「做功德」，才能讓康家回歸「中途之家」之初衷的荒謬現象。

健保核刪的實務經驗

全民健保在精神科審查中，強調康家應鼓勵住民回家或獨立居住，並將「長期個案」定義爲服務超過一年以上、不曾回家或獨立居住的住民。當康家爲這樣的住民每月申報超過二十五天時，健保單位卽會加強審查該住民接受服務的情形。實務經驗顯示，住民在入住康家一年以後，每半年就有可能被抽審。尤其是居住五年以上的住民，被抽審的機率更高。

根據工作人員的觀察，外宿、工作與年長者的復健潛能是健保核刪的重要考量。健保審查以康家是中途之家、住民應與家庭保持聯繫爲前提，假設住民在週末兩天以及年節期間都應該返家。也因此經常外宿、該期間未請領健保支付的住民，就較少成爲抽審核刪的對象。被抽審核刪的對象，幾乎都是鮮少外宿的住民。另一個優先考慮核刪的對象是已有工作的住民，他們被認定已經具備獨立生活的能力，可回歸社區，不再需要接受康家的服務。最後，康家主要以復健潛能爲考量收受住民，並未有服務年齡的上限。因此康家會有七十多歲、積極參與社區、仍取得健保支付的住民。但若申請康家服務的年長者或長期居住的住民不再適合參與復健相關活動時，不論健保核刪機制、乃至於康家督考或評鑑，都會建議爲其另尋長期照顧或養護機構服務。

在事後審核機制中被抽審到的個案，康家會被要求補件再審。受訪工作人員表示，若遇到被核刪的情事，康家有兩次申復的機會。若對申復之核定仍有不服，可再進行爭議審議甚或行政訴訟程序，但他們通常不會做此選擇。因此爲避免核刪，在一開始的申請資料或被核刪後的申復說明，工作人員須針對健保審查會考量的面向做技巧性的書寫，來特別強調住民仍需康家服務的理由。

核刪機制的正面效應

雖然健保核刪會威脅到機構收入，但此機制對有心協助住民返家的康家而言，不無正面影響。首先，若在康家長期居住的住民生活自理功能良好、也已成功就業，只因家屬不同意而不會返家外宿或無法返回社區，健保核刪機制反而會逕自依照住民復健成效良好的判斷，刪除該個案在週末等期間對康家的支付。爲避免繼續做白工，工作人員會以健保審核結果作爲勸說家屬的「利器」，與家屬協商，讓住民嘗試週末回家外宿、年節返家探視，甚或結案返家，同時也滿足住民想要回家的心願。因此，健保核刪儼然透過以康家避免擴大營利損失爲動力，讓已具回歸社區條件的住民盡早結案，成爲促使康家推動住民返家的機制。

除此之外，工作人員表示，核刪中復被拒也常促發康家檢視內部服務品質管理的各個環節。例如根據核刪反覆出現的理由，來檢討紀錄文書撰寫的品質，抑或是檢討收案與結案條件評估與管控是否適切，並在服務團隊中進一步討論住民結案相關的準備。

核刪機制的問題與挑戰

然而，康家的實務經驗也反映出，核刪考量確實存在不少問題。首先是書面審查受到文字敘述的限制，未必能完整呈現住民的狀態，以致審查委員可能僅側重某方面的資訊，而對住民做出「錯誤判讀」。例如審查委員可能以在外工作的書面紀錄來斷定該住民生活穩定、已達獨立自主，而刪除全日支付。遇到這樣的情況，康家就需要申復說明該住民仍須晚間生活適應課程培養其財務管理等能力，以爭取合理支付。換言之，為避免「誤判」，除了康家工作人員呈現資料的技術之外，同時也需要審查委員對於復健面向與結案條件各方面的了解。

尤其是健保審查對「工作能力」意涵的想像似乎過於單純，認為能工作必定等同於能獨立生活，忽略精神復健層面的複雜性。工作人員在文書上的因應對策是強調工作的本質，例如明確指稱住民做的是部分工時的支持性就業，是沒有勞健保的工作訓練，或是庇護工場的工作等，以避免遭到核刪。然而即便住民從事具有勞健保的工作，也不代表他必然具備在社區中自我照顧、穩定自立生活的能力。

再者，健保經常僅評量住民個人的功能發展來決定是否核刪，忽略住民短期外宿乃至於結案返家的關鍵，其實在於家屬的立場與家庭的處境。例如部分住民已無親近的家屬，或家屬在其他縣市，難以執行週末外宿，或結案後無家可歸。又或者須考慮家屬的接受度、住民返家適應會有的困難，以及返家後家屬是否能提供協助與支持，如規律服藥等，以避免返家後住民的病情反而惡化。至於確實已具備返回社區生活能力的住民，也可能因爲家屬的不同意而無法結案。但若健保執意核刪，除非康家要求家屬自行負擔費用，否則康家往往面臨財務上的損失。

也因此健保核刪有可能對無法或不願讓住民返家的家屬造成威脅，而引發健保、康家與家屬三方之間的拉鋸戰。工作人員就提及，曾有被核刪之住民的家屬直接去電健保局爭執。但有時反而是工作人員評估住民因爲缺乏復健動機，或不再適合復健取向的服務，又與家屬商討讓住民結案未果，而轉向在健保申報資料上呈現該住民不適合康家服務的理由，希望透過被核刪勸說家屬將其帶回。然而該案卻未遭到核刪，只好讓住民繼續留置康家。這種核刪審查原則之執行不一、難以預測結果的情形，讓工作人員感到相當無奈。

康家發展的困境

在實務面上，康家工作人員一再反映，住民本身須具備復健動機與潛能，才會讓入住康家有實質意義。也因此他們強調針對申請者的功能評估，特別是要能符合康家所安排的社區參與以及工作訓練的需要。換言之，康家並不適合所有需要社區居住服務的精神病患。但在沒有其他社區居住選項的情況下，康家常須無奈地接受非以復健爲目標或不具社區復健潛能之個案，或留置已復健穩定、應可嘗試社區自立生活的住民，或被迫收置實需長期養護安置的年長者。工作人員眼見康家出現越來越多以養護需求爲主的住民，不禁感嘆康家已「走精」了。

這些錯置的個案嚴重干擾康家作爲「中途之家」的用意，康家的人力常常因爲需要同時滿足錯置個案的養護需求而捉襟見肘，無法盡情發揮精神復健的功能。當團體中有相當比例的住民並非以社區精神復健爲目標時，也容易影響復健氛圍與復健效能，造成推動返家的困難。當康家變得「四不像」，未能發揮社區精神復健與訓練的角色及功能時，不但耽誤到具復健潛力的住民，也創造更多長期依賴的精神病患，形成惡性循環。

進一步從制度面而言，康家是否眞正發揮復健功能、又有多少比例的住民回歸社區不得而知。目前非但沒有公開的康家結案資料，全民健康保險署與心理健康司兩機關對康家結案標準也不盡一致，導致無法全盤了解康家的復健成效。再加上社區精神復健機構評鑑制度並未強調展現復健成效，結案的落實僅占總評鑑比重的三％，反而僅著重形式上的標準化操作，使服務內容僵化、忽略住民個別需求，間接鼓勵多數康家繼續承襲過去收容養護的做法，缺乏以住民爲中心的積極社區復健安排[28]，上述種種導致康家的發展陷於困境，難以忠於「中途之家」之初衷。

05 工作人員的返家祕笈

我們每一個工作人員的目標是希望他們真的從這邊返家。在服務的過程中我們都會盡量去討論到他返家之後，也許會遇到的一些議題是什麼。——工作人員

以返家爲工作目標

誠如前一章所述，受訪的工作人員普遍認定康家是醫院與社區之間過渡的「中途之家」，因此實務工作是以協助住民回歸家庭爲目標。更明確地說，工作人員設定的目標是讓住民返回原生家庭與家人同住。雖然工作人員也明白這涉及家屬方的種種考量而有其難度，所以對部分住民只得退而求其次地先將目標

設定為返回社區居住。但無論如何，工作人員的立場和作為，明顯是與住民回家的心願相呼應：希望能一一克服返家面臨的種種挑戰。

忠於康家作為「中途之家」的工作人員，會將其工作重點置於「復健訓練」而非「養護照顧」。他們除了注意住民病情起伏、協助回診調藥、送醫，或視住民的需要協助身心障礙證明等福利申請之外，鮮少提及給予住民的照顧服務。換言之，工作人員強調的復健訓練是希望住民不但可以結案返回社區，同時也裝配該有的生活和工作能力，讓住民能在社區中被肯定接納，實現真正的「回家」。工作人員的經驗指出，住民要能「返家」有四個要素：①住民回歸社區的自發動機，②生活自理能力，③工作能力或具有薪工作、以達到基本的經濟獨立，④住民與家人的聯繫，以及獲得家屬的支持與接納。底下將說明工作人員因應這四個要素的作為。

返家準備的實務工作

鼓勵自發的返家動機

住民的自發動機是回歸社區生活的關鍵。工作人員觀察，即便其他要件俱足，只要住民缺乏自發動機，回歸社區之路就難以成行。然而住民要有改變的動機，並不是一件容易的事情。曾經離家自立或移居外地生活的讀者，可能都了解適應陌生環境辛苦的過程，以及在改變當中的未知所帶來的壓力與不安。康家的這些住民長期安置在半保護性的團體中，可能很久或從來沒有機會體驗自主自立的生活。在這種情況下，住民能夠發自內心想要回歸社區、願意接受過程中的挑戰，實屬難能可貴。

有著強烈自發動機的住民認定「康家就是一個過渡時期」，他們接受生病的事實，並且藉康家住宿期間來「修心養性」。他們不但不放棄自己，反而時時自我提醒要培養自立能力、期許自己終能回歸社區。這背後強大的動力，是拒絕做一個手心向上的人。他們不把家庭對他們的照顧視爲理所當然，也不希望自己長期依賴家庭的接濟，而是「要怎樣的生活，就自己去創造」。

一位住民進一步分享，除了自發動機之外，在逆境中求生存的意志力，以及用積極的準備來迎接機會的到來，也是他能成功回歸社區的重要因素：

意志力很重要。你靠別人，別人沒有辦法幫助你，藥物也是暫時的，你還是靠自己。我自己就慢慢地去接受，然後慢慢地適應，然後從逆境中求生存。先適應小團體，再適應大團體。那（回歸）社會，就要慢慢地來，而不是說一下就馬上適應社會。……機會有時候是人創造的，機會也是留給等待的人啊！人家說戲棚下站久就是你的。我那時候在等，我一直在等，等機會啊。（住在康家時）想說慘了，自己一輩子就只能這樣子而已嗎？結果（工作）機會來了，我就往上踩。

由於住民的自發動機至爲關鍵，因此，工作人員只要有機會就會跟住民談起返家要做哪些準備。工作人員發現，康家對住民而言，雖然也像個「家」，但他們未必能適應團體生活的規範，也不一定滿意康家的生活。遇到這樣的住民，工作人員會鼓勵他們改變、培養生活與工作能力，以便改善現狀；若能更進一步獲得家屬認可，就可以邁向返家之路。

培養生活自理

為了讓康家成為回歸社區的跳板，工作人員多管齊下培養住民回歸社區的知能。他們提供各種生活自理能力訓練，包括服藥訓練及回診、規律作息、個人清潔衛生、環境清潔、飲食安排、財務管理、情緒管理、社會適應、社交能力、運用社區資源建立支持網絡以及與家人相處的能力等。除此之外，工作人員也強調住民要有動機把生活過好、願意獨立自主，能自發地對自己的生活有所規劃，如自行安排一日遊。

除了專任管理人員[16]對住民個別的協助與訓練之外，康家也會以團體的形式進行訓練活動。在《精神復健機構評鑑基準》中，即要求康家必須提供住民社區適應的團體活動。本書研究場

---

[16] 根據《精神復健機構設置及管理辦法》，康家應置專任負責人一人。另依服務量設置專任管理人員以及專任或兼任的社會工作人員、護理人員、職能治療師（生）與臨床心理師。

域的康家，就由心理師、社工師與職能治療師分別提供人際互動、情緒管理、疾病認識、生活適應、工作適應等團體，也鼓勵住民提出切身所感、與社區適應有關的議題作爲團體的主題；或是在社區適應討論會中，討論住民平常生活相關的議題（如疫情發展），或遭遇到的事件（如車禍），以及具體的應對方式。

本研究也發現，住民之間自然形成的團體動力如果引導得當，也能成爲復健訓練的助力。例如住民彼此督促與提醒，就有助於加強服藥訓練；透過共餐，則使住民彼此學習備餐與烹煮技術。又或者是住民之間自發性的計畫進行休閒活動或短期的旅遊行程等，都能爲住民建立起自主的行動能力。

訓練工作能力

擁有工作能力可讓住民有更穩固的自立生活基礎，因此工作人員會循序漸進地安排工作訓練。在康家進行的代工被視爲基礎的工作訓練項目，讓住民培養規律的生活作息與工作習慣，如準時以及維持一定時間的專注，並賺取零用錢。要完成一件代工成品，通常包含多個步驟，每一個步驟需要不同的技術。

工作人員會依據住民的能力來分配工作，因此蘊含訓練的作用。論件計酬的代工由於不限定工作時長，亦無速度上的要求，大大降低參與的門檻。代工收入會依照參與者所負擔步驟的難易度和產能來發放，雖然微薄，但對住民而言依然是個誘因。

工作人員會鼓勵代工表現良好的住民接受進一步的挑戰，參加康家之外的工作訓練，甚或獨立就業。爲此，康家安排一系列技術漸增的工作，例如從清潔打掃、零售商店、資源回收到洗車等，讓住民逐步晉級以提升工作能力，也以稍高的薪資爲誘因。然而，工作訓練資源的取得深受康家屬性的影響。本研究發現，相較於獨立經營的康家，隸屬於醫院體系的康家經常能直接利用醫院既有的資源，例如庇護性質的清潔或洗車工作隊，讓住民進行工作訓練。

協助就業

工作人員進一步強調：住民展現工作能力的另一個重要目的是獲得家屬的接納，提高返家的可能性。換言之，當住民能夠擁有一份有薪工作、達到某種程度的經濟獨立，能讓家屬更覺得沒有負擔跟壓力，也能向家屬證明「我還是挺OK的。你不用爲我煩惱」。工作人員的信念是：住民也許曾經因爲發病而十分不堪，但工作成爲讓家屬見證住民能夠自我照顧的契機，或許可促使家屬重新考慮是否願意冒這個險，接納住民返家。

不過我國現行精神復健體系在職能復健方面採取行政部門分工的模式，由衛政負責工作能力訓練、勞政負責就業服務，因此對屬於衛政系統的康家而言，協助住民就業並非預設的工作重點。

然而，少數有心的康家工作人員，對展現就業潛力的住民，仍願意助其一臂之力，特別去留意或開發工作機會。然而如同上述工作訓練資源，在個別就業安置上，隸屬醫院體系的康家較可能有便利的管道推薦住民申請醫院中的職缺。但不是醫院體系的康家，在沒有就業支持人力的前提下，往往須仰賴經營者的理念，以及工作人員堅持支持住民回歸社區的信念，來協助住民謀職，或主動開發社區中的工作機會。但由於缺乏相關資訊、管道與專才，工作人員要開發社區的工作機會並不容易，不僅需要耐心和毅力，有時更需要動用自己的人脈。

本研究分析顯示，雖然社區中普遍存在對精神疾病的汙名，仍有社區人士願意放下成見，提供工作機會。例如一位洗車場的主管原本擔心精神病患如果「抓狂」起來會把車子砸爛，但經康家工作人員多番努力，終於願意嘗試雇用住民。康家工作人員一手包辦住民的就業輔導與協助，從工作態度的養成，到克服威脅工作持續性的各項挑戰，都面面俱到。有此經驗之後，該主管爲避免因身心障礙者定額進用[17]之要求受罰，反而主動向康家招募新血。

康家工作人員自行開發就業機會已屬不易，但現行法規卻可能增加他們工作的難度。例如住民需要一段時間才能一個人完全勝任一份全職工作，爲了保住這個難得的職缺，工作人員必須以變通的方式安排工作，像是由兩位住民共同負擔職務，再以實際貢獻分配薪資。但以現行勞動法規與一份全職工作的勞健保僅能一人投保的規定而言，這樣的安排會變成遊走在法律邊緣。

康家通常採用的就是上述從門檻低但回饋極少的代工，到可

[17] 身心障礙者定額進用之規定係根據我國《身心障礙者權益保障法》對障礙者工作權之保障，對一定規模以上的公私立雇用單位訂定義務進用障礙員工的比例，以促進障礙者就業。

以分到較多酬勞的庇護性團體工作訓練，再到受勞動條件保障的個別就業的進程，來協助有就業想望的住民。至於這個過程能否順利進展，工作人員發現，最重要的前提依然是住民的意願，其次是住民體能負荷程度，以及疾病症狀的起伏對工作持續性的影響。然而只要有機會，工作人員仍會鼓勵住民嘗試工作，因為只要有能力工作，就有錢可自由運用，擴展自主的可能性。

重建與家人的關係

從工作人員的經驗來看，即使住民已做好返家準備，包括經濟自主，也還需要家屬同意才能如願。換言之，住民最終能否返家或是到社區中生活，經常取決於家屬的接受度。工作人員表示，如果家屬願意支持與接納住民，且能了解住民的病情，能具體考量與安排住民同住的狀況，住民返家的可能性就會變高。

本研究分析發現，家屬的樣態多元，對於住民回到社區的接受度差異甚大。少數家屬原本就不放棄生病的家人，也清楚康家提供的是社區復健而非長久的駐留，因此他們會積極支持家人返家，並在家人有所進步後就接回照顧。但多數家屬與住民的關係早已疏遠，他們把住民安置於康家後，就不再現身，或僅保持最低限度的接觸，只在必要時出面處理相關事務。這當中包括過去未曾眞正參與照顧、迫於家庭牽絆而從父母手中接手照顧義務的手足。這些手足或因自己的工作與家庭責任，或因居住於不同縣市，多半還是依賴康家提供日常的照顧與支持，僅能在有餘裕或有必要時來關懷生病家人，或作爲家庭的聯絡窗口、代表處理照顧安排的相關事宜。對康家而言，手足能有這樣程度的參與已屬難得，工作人員也不認爲可以對其賦予更多期待，尤其是在康家無法返回社區生活的住民當中，有不少事例卽是家庭中作主的手足或其配偶拒絕讓住民離開康家。

工作人員表示，他們難以與已疏遠的家屬聯繫，更無法與其討論住民回歸社區的可能性。工作人員能理解多數家屬對住民返家的遲疑，尤其家屬在自己生活、工作，甚至自組家庭的負擔之下，未必有多餘的資源可以支持住民。

因此，爲因應家屬的猶豫，除了訓練住民生活自理與工作能力外，在返家準備的實務工作中，評估住民與家人的關係，以及重新建立兩者的連結，也是工作人員努力的重點。

在服務的日常中，對於聯繫得上以及會來探望住民的家屬，工作人員會卽時溝通，幫助他們了解住民的現狀以及疾病的本質，降低家屬的疑慮和恐懼。有鑑於絕大多數的家屬都需要精神疾病與社區精神復健方面的教育，工作人員也利用定期發行的會訊，提供家屬相關訊息與資源，並且教育家屬有關住民獨立自主的重要性和各種可能性。

工作人員也會利用康家評鑑要求須每年例行辦理的家屬座談會，刻意安排成增進家屬對住民了解的聯歡活動。在我田野觀察的那一場家屬座談會中，工作人員運用影片呈現住民的日常生活與進步的現況。他們請家屬有出席的住民自我介紹，並介紹他們的家屬，再由家屬來發表感言。接著住民獻上預先準備好給家屬的卡片，並跟大家分享卡片裡面寫的內容。另外，他們也安排競賽性的闖關活動，讓住民與家屬組隊同舟共濟地一起完成。午餐雖是鼓勵一家一菜，但主要的菜色是由住民協力準備而成，讓大家享用住民的廚藝。活動中也特意安排成功結案、在社區穩定生活的前住民擔任貴賓，分享這段轉變的心路歷程。除鼓勵在場住民積極復健之外，也讓家屬見證住民成功返回社區的可能性，希望藉此向家屬「洗腦」，鬆動家屬對家人刻板的悲觀想像。

除了家屬座談會之外，爲了讓聯繫的形式更爲多樣化，工作人員也會另行辦理戶外旅遊活動，鼓勵家屬與住民一同參與。工作人員表示，部分家屬在康家辦理的各項家屬聯繫、互動的活動中，看到住民的改變與成長，逐漸改變原本拒絕住民返家的立場。但令人氣餒的是，儘管工作人員費心設計了各種活動希望提升住民與家屬的聯繫，實際參與的家屬仍不到四成。

面對家屬的消極與被動，工作人員轉以積極外展的方式，推行家訪計畫。這是康家評鑑要求之外創新的服務策略，工作人員針對在康家已長期穩定的住民，安排與其一同返家探視拜訪，不但讓住民學習待客之道，也進一步了解住民的社區居住環境與家庭動力，用以協助返家的規劃。

除了上述諸多建立家屬聯繫以促成返家的做法之外，工作人員一致認爲最關鍵的策略是安排外宿，他們會把外宿的頻率作爲住民返家機會的指標。得以外宿，通常表示住民與家屬已有互動，且家屬願意讓他們回去短暫留宿。因此工作人員會善用服務契約中載明的外宿約定，由家屬主動在週末、假日或年節時將住民帶回家外宿；或透過工作人員的鼓勵，以漸進的方式拉長在家留宿的時間，讓家屬有機會近距離觀察住民的改變，逐漸爲結案返家作準備。

爲準備外宿，工作人員會評估住民症狀穩定的程度與外宿期間所需的支持，以及家屬能否協助住民維持生活常規與服藥遵從性。然而從工作人員的經驗中發現，家屬的意願依然是關鍵，只要家屬無意考慮讓住民離開康家（返家或是其他居住安排），住民就沒有體驗外宿的機會。

一旦有機會外宿，住民與家屬雙方能否有正向經驗，一部分的關鍵在於住民的表現。換言之，外宿正是住民展現在康家自理生活能力訓練的成果，讓家屬有機會看到他在家幫得上忙、能有所貢獻。工作人員分享，若住民返家無法協助家事或自理餐食，只是成天無所事事，返家外宿反而增加家屬的負擔。但若是外宿期間能讓家屬看到住民病情穩定與生活能力的進步，就有可能成功結案返家。例如工作人員描述一位住民週末外宿回家時，幫忙健康狀況不佳的母親煮三餐、買便當。在經過半年的週末外宿之後，成功返家穩定居住。

成功回歸社區的多重要素

在了解工作人員各方面的努力之後，我問道，如何才算是「成功結案」？工作人員表示，住民成功結案的條件包括：展現對服藥與定期回診重要性的了解，且回到社區後仍有方便求醫的管道；能夠維護個人與居住環境的清潔衛生；能有所貢獻，包括有工作或協助家務；同時能夠展現與社區人士交流、互動的能力。工作人員提出如下的成功案例：

家屬其實也覺得本來（住民）就不應該只是這樣子的生活。……那個工作是我們介紹他去的啦！在一個餐廳裡面，他就一直很穩定的在那邊。他自己病識感也好，他知道他某顆藥一定不能減，一減就會出事。所以就變成是規律地回診，規律地服藥，規律地參加佛堂的活動，然後規律地工作，大概就是可以這樣子。（家屬）當然都很開心啊！

本研究分析確實也發現，若結案時這些條件不俱足，返家極易造成適應困難。例如一位住民並非因爲準備妥當，而是因爲家庭經濟困難、無法繼續接受服務而返家。他表示回家後反而病情不穩定，容易精神恍惚，比在康家的狀況還要糟糕。另有住民非出於自發動機、亦無自己的工作，而是因爲家裡需要人手幫忙而返家。他回顧返家這段期間的生活，覺得枯燥平淡，日子過得迷茫，原本持續進步的軌跡似乎也停滯下來，感覺不到自己的成長與發展的可能。

大家都要勇敢

「又會出事」的恐懼

由上述分析可見，從康家結案返回社區並非發生於一時的一項行政手續。要成功返家，從住民入住康家第一天開始，住民、工作人員、家屬乃至於社區支持者（如雇主、社區支持服務提供者等）就必須目標一致地相互協力。在這當中工作人員從他們的角度出發，深思如何促成各方正視返家這個目標，並能通力合作。尤其是如何讓住民周遭的每一個重要他人都做好準備，支持住民在社區中的新生活。

然而要做到這一點，就必須正視一個核心問題——不論是家屬、工作人員、接棒協助支持的社區資源，乃至於住民本身，都有著「又會出事」的深層恐懼。一位住民真誠分享：

我們真的很難跟家人（重修舊好）；如果我是家裡面的人，我也是會擔心啊！如果又發生同樣的問題，唉……這十年的努力真的是毀了。到時候家人寧願讓你住在康家，或是在院區的慢性病房，那你就終其一生比被判無期徒刑還（難過）。

工作人員觀察到，家屬或許也認同住民已做好離開康家的準備，但對住民返家一事仍充滿擔心與抗拒。家屬及住民的恐懼與憂慮，追根究柢即是擔心住民故態復萌，造成歷史重演。住民過去病況最嚴重時所留下的印象，盤踞在大家的腦海中，成爲揮之不去的夢魘。對住民而言，雖然病況早已穩定，但因爲長期在受控的醫療環境中被照顧，無從眞正感知自己的改變與能力；而家屬缺乏與住民接觸，以致無從觀察或期待住民可以穩定與進步，也因此對「住民返家」的直覺反應是排斥，雙方就此深陷於桎梏中。

從住民開始改變來帶動家屬的改變

一位工作人員深入剖析這個猶如死結的難題：他強調住民如果又以原來的模式生活，就會喚起家屬對他過往的負面記憶，也使得住民或家屬難以用新的觀點看待返家這件事。因此，關鍵在於如何幫助雙方掙脫過去恐懼的泥淖，過渡到有信心去想像住民在社區的新生活。

對此，所謂「解鈴還需繫鈴人」，這位工作人員強調要先幫助住民自助，克服焦慮與恐懼，改用新的角度看待自己以及返家這件事，並付諸實際行動。住民須開始嘗試改變，且不求一步登天，而是一步一腳印、逐步累積出成果。換言之，就是不去期待一天進步十分，而是一天進步一分就好。當住民開始對改變後的自己感到自在與滿意，也才可能把那份自在與滿意傳遞給家屬。尤其是住民從態度、言談、行爲以及對自己的規劃中透露自信時，這些已有的改變就更爲外顯，家屬也更能看見。

這位工作人員進一步闡述：家屬也需要改變心態，願意去看到住民的進步，用一次加一分的方式，不過度苛求，而不是只看到住民的缺點就予以扣分。

以此類推，他期許住民周遭每一個重要他人，乃至於鄰里親友與社會大眾，也都願意以逐漸加分的方式，慢慢接納爲回歸社區而努力的住民。

工作人員更應帶頭改變

這位工作人員接著提醒：同樣重要的是，工作人員也要跟著改變，嘗試採用新的觀點、運用與以往不同的方式來幫助住民重新生活。當工作人員因住民復健停滯而感到氣餒時，需要反思是否因爲自己仍用專門挑剔缺點的方式與住民互動？是否應該專注於住民仍有的功能或潛能並加以發展，而非因病情嚴重就對住民不抱以期待？當工作人員意識到自己刻板的框架、且願意自我挑戰時，就會有新的動力去尋求新的做法，改變自己與住民的互動方式。雖然工作人員要做實務取向上的改變時，必然會對其未知的效果與影響感到憂慮，但是當住民看見連工作人員也願意求變，就可能受到連帶影響，也願意去嘗試改變，因而形成正向循環。

我認爲他的這番話帶給大家重要的省思。「改變」隨之而來的不確定感是令人不舒服的，甚至令人恐懼。對住民及家屬而言，返家所帶來的改變正是這樣的未知狀態，任憑誰都會焦慮不安。當工作人員爲支持返家而改變實務作爲時，也是如此。嘗試新的做法，就不再有熟悉的規範可作爲依循和保護，而是時時要摸著石頭過河。將這種對改變所懷有的恐懼，攤在陽光下好好去面對、處理，對「返家」而言至關重要。

即便會恐懼，改變仍是必要的。住民及家屬要改變，才有可能打破阻礙住民成長的天花板，以及不斷在醫院與社區流轉的旋轉門效應。若要忠於成全住民自立的實踐，工作人員更要改變自己對住民消極、保守的對待，才有可能支持住民在學習自主過程中所需要的嘗試。而康家的設置與評鑑也必須拋下僵化且以保護與設限爲主的機構規範，才能撐出讓住民嘗試改變的空間。

返家是衆多改變所組成的一場冒險，住民、家屬、康家工作人員與社區支持者都參與其中。然而改變並不容易，願意改變意味著願意接受一連串的挑戰。因此改變需要勇氣，願意改變的人也是個勇敢的人。這不僅僅意味著願意面對返家挑戰的住民與家屬，值得周遭的人爲他們克服恐懼的勇氣以及爲返家所做的努力加油打氣；選擇改變實務觀點與作爲的工作人員，在面對自己克服改變所帶來之焦慮的同時，將能設身處地體會住民與家屬面對改變時的種種不安，也更能與住民及家屬攜手朝返家前進。而這樣的相互呼應、體現「願意改變」的勇氣，實則帶有力量，也帶有感染性。換言之，面對「返家」這一場充滿未知的旅程，康家工作人員處於最佳位置，帶動住民、家屬、與社區支持者齊心協力，大家一起勇敢面對改變的挑戰！

06「我想回家」

要慢慢改變到家裡可以接受你。因為家裡的人接你回去，他們要負責耶！與其讓人家負責，倒不如自己負責、對自己負責才是最重要的。因為大家都會害怕，所以就是要讓大家都放心：「你相信我，我也不會給自己家裡面漏氣、讓你擔心。」——住民

康家還是不如自己的家

本研究受訪的住民去到康家的心情各異，有些因爲終於離開醫院而感到解脫，有些則因爲無法直接回家而心不甘情不願，但他們大多都感受到康家工作人員用心協助他們進行社區復健。此外，住民也提及康家安排多項內部交誼活

動，如郊遊、中秋烤肉、卡拉OK比賽，讓他們的日常生活變得豐富。多數受訪住民也表示，他們在康家結交到朋友，生活上會相互關照，例如白天留在康家的住民會幫外出工作的住民留意天氣，幫忙晾晒或收回衣服。外出工作的住民則會替留在康家的住民辦事、購物。住民之間也會在傍晚或假日結伴外出從事休閒活動。

然而有住民表示，雖然住康家比住院自由許多，但是仍多所約束，因爲康家採取的是機構式管理，要求住民遵守生活公約、出入皆須報備。也有少數住民常與其他住民起衝突，認爲「康家不是屬於我的地方」；或表示在康家住不習慣，與其他住民的年齡有較大差距而感到孤單；又或者反映康家的環境雖然好，但很無聊、很想回家。

針對住民想要回家的渴望，康家雖有外宿制度，但如前一章所述，不是所有住民都得以嘗試。而且能夠進展到外宿的住民，最終的願望還是回家，若僅停滯在偶爾外宿、逢年過節才能團聚，反而深深刺痛住民渴望回家的心。

從本研究分析可見，就算多數住民可以在康家安頓下來，甚至覺得住起來頗爲舒適，但仍遠不如回家。對多數住民而言，原生家庭才是心中最終的歸宿，他們想要的是回到「家宅」與自己的家人一起生活。更重要的是，他們希望重新獲得家人的接納，因爲「親情是割捨不斷的」、「家庭才是你唯一的支柱」。

要回家，就不能造成家人的負擔

住民了解自己住處的移動，都需要家屬同意才得以成行，例如從醫院到康家，或從康家回到社區。同時，住民從自己與其他住民的經驗中深刻體認到，要取得家屬的同意，相當困難。但是當住民願意換位思考時，也明白過去自己因病在家中累積的摩擦與衝突，造成家人的陰影，因而能體會家屬的難處。同時也了解到，若要家屬接納自己回歸社區，就不能增加家屬的負擔，甚或不需要家屬擔起照顧責任，這樣家屬同意的可能性才會提高。

已返家的住民在回顧自己的經驗時，也特別強調住民應主動負起返家準備的責任。他們認同在康家培養自理能力的重要性，住民除了接受日常生活功能的支持與訓練外，也參與康家的各種社區復健課程與活動。他們認爲能夠照顧好自己除了是一種能力的展現，也表示自己並沒有因爲生病而自暴自棄。若是對自己的自理能力沒有信心，比如無法做好金錢管理，即便有機會離開康家到社區自主生活，住民反而會卻步。住民也表示，若自己能夠以行動展現自我照顧的能力，工作人員也會因此更積極協助住民返家，也較容易贏得家屬的信任，一位住民分享：

這段(在康家的)期間，家裡面會觀察你，不是說你想回去就回去。家人會看你在這邊的作息，他們也會跟專管員或是負責人閒聊：「他後來在裡面的表現是怎樣？」可能(觀察)三個月、半年、一年、兩年過去了，他們會說：「他真的是很想回去原本的家庭或社區。」就是一直改變自己，如果你不改的話，人家也不會來迎合你。

住民也肯定工作訓練的重要性，他們多半接受過康家安排的代工工作以及各項逐步進階的工作訓練。目前可以穩定就業的住民表示，他們的工作能力是在康家期間打下的基礎，而擁有一份工作也成爲他們說服家屬的有力證據，意味著他們返家不會給家庭增添負擔。

受訪的住民也分享，要爲返家之途鋪路，除了要建立自立生活與工作能力之外，也必須主動重建自己與家庭的關係。這個過程需要長時間累積，住民強調必須主動維持與家人的聯繫。他們建議在與家人的互動中，不論事情大小，都要時常傳達自己正向的訊息，如自己起居正常、日子過得很好；生活上懂得控制開銷，不需要家裡再多給錢等等。家屬到康家探視時，住民則要把握機會好好表現，讓家人看得出自己生活能力的進步。住民也必須逐步表達自己想要回家的心願、有耐性地跟家屬好好溝通、討論回歸社區可行的安排，以期最後心平氣和地與家屬達成協議。

證明自己還是個「有用的人」

在與家屬溝通時，住民無可避免要面對的是：家屬對於住民返家存有恐懼與疑慮。住民也認爲，初發病時自己對家庭「沒有什麼貢獻，家裡也看不慣」。

這些記憶中的風風雨雨，常讓家屬難以信任生病的家人可以自我管理，因此直接認定住民「做什麼工作都不會」。家屬對住民「無用、無能」的預設，容易演變成強勢地幫住民決定所有事情。住民感慨，家屬或許出於好意和保護之心，認爲將其留在康家是最好的安排，殊不知這是住民最不想要的結局。若是住民與家屬互動時未能積極展現自己的進步，就可能停滯在康家。所以住民才會如前所述，強調自己必須拿出「證據」，以具體行動來展現他們的改變、「證明」自己還是個「有用的人」、不會成爲家庭的負擔，以期能打動家屬，改變家屬的立場。

就具體行動而言，在自理與自我照顧、情緒管理以及人際應對等基本能力的基礎上，住民認知到，若自己能有工作、經濟得以獨立，就可以更好地展現自己是個「有用之人」。住民希望藉著一點一滴累積起來的努力，能慢慢被家屬所接受。如同一位康家期間就在外工作的住民所言：

> 雖然這工作不是我喜歡的，可是我需要相對比較穩定的收入，才能回歸我原本的家庭。不然回來了，每天飯來張口，茶來伸手，那就變成是（家裡的）一

種負擔。你至少也有收入，(不要)因為你的關係，而造成家裡更大負擔。

此外，多數返家的住民也成爲家中重要的人力，對家庭有實質的貢獻。例如住民返家協助或主責日常家務，也有住民回家幫忙家裡的生意，成爲家庭事業中不可或缺的一員。

更有幾位住民返家的主因是要照顧生病的家人。例如一位住民已在康家多年，極少與家人聯繫，也未曾有機會返家外宿，直到他的母親中風需要人照顧，又因家庭負擔不起看護費用，家屬才認定住民可以是一個照顧人力，因而主動跟康家提出結案要求，讓住民返家。住民返家後，除負擔原本母親負責的家務功能外，更進一步擔任起照顧母親的角色。家屬也是在住民返家後透過近身觀察，才發現住民這些日子以來已經建立起一些能力，是個「有用的人」。

另一位住民情況類似，他在康家時已有一份穩定的工作，也渴望回家。後來由於他的父親病重、不良於行，需要有人隨伺照顧。在住民與家人共同決議下，由住民主動跟康家申請結案返家。住民返家後，隨即加入手足分工的照顧行列。雖然他一度朝自己的興趣到外縣市求職，但爲了因應父親的照顧需求，最後在家成爲全職的主要照顧者。住民的生活也因此以陪伴父親爲優先，很少外出，並且放棄了參與重要活動的機會。父親也跟他表示：「你出去，誰要照顧我？」住民的手足各自有工作，無法經常請假，也因此只有週末手足可以替手時，住民才勉強得以維繫自己的社交網絡。然而住民對於被照顧之責束縛的現況，倒是無所怨言，反而很高興自己能讓還在上班的手足放下一些重擔。住民慶幸自己在得到家人支持的同時，也能爲家庭做出貢獻，因此認爲能跟手足一起在這個階段陪伴父親，正是理所當然。

掙脫「病人」角色，贏回其他身分認同

雖然我更期待的是一個包容多元的社會：在其中不論一個人的特質爲何、是否有精神疾病，這個人的原貌都能無條件地被社會接納、肯認其存在的尊嚴與價值，但是我在這個研究中發現的是：患有精神疾病的人，也還是要「成爲一個有用的人」，才能夠被家庭與社會見容。

事實上，受訪的住民並不在意生了這個病，眞正打擊他們的是生病帶來的其他挫敗，使他們成了「無用之人」。在本研究分析當中，住民在學校或職場遭受歧視、排擠的經驗所在多有，更令他們心灰意冷的是，家人與親戚也在他們生病之後鄙視與背離他們。周遭的人因爲他們生病就剝奪了他們繼續作爲同學、員工、同事、手足、親職、親族成員、朋友等社會角色的機會和權利，將他們限縮於「精神病患」這唯一的框架，導致他們背負著大衆對於精神病患僅有之「危險、無能」的刻板印象。一位住民慷慨分享他對於被拔除在社會立足之地的悲憤，以及他自我期許的決心：

應該是自己認為說：我不應該只有這樣子。我以前那麼風光過。我因為人不舒服住院，家人看不起我，幾乎都沒有去看我。我也沒有報復他們，但是你既然那麼看不起我，我做給你看啊！跌到谷底，那是真的摔到最底。我就從低階(代工工作)，一階一階一直慢慢爬、慢慢爬，然後跌跌撞撞，然後受傷。我再爬起來、爬上來，這樣子做給大家看啊。我從哪裡跌下去，我就從哪裡爬上來。(我曾經)爬那麼高，我跌倒摔下來，我一定要想辦法再爬起來。我很高興地說，（現在）自己有辦法做到大家肯定。

這位住民亟於掙脫病人角色、贏回其他身分認同的心聲，在工作人員分析一位返家擔任照顧者的住民中得到迴響：

他從一個依賴者，到現在變成一個照顧者，家屬看到他是有功能的，忘了他生病這件事情，然後就讓他回家了。

換言之，住民的自我期許、家屬的盼望，以及工作人員的努力，都是想讓住民從「病患」身分的桎梏中解放出來。這不僅指住民有能力做到一般人做的事（如擁有一份工作或成為照顧者），也意味著住民能被家屬與旁人看見、肯認他們也能夠擔負不同的身分與角色。

在我們這種集體社會的文化中，你我都被期許起碼要能照顧好自己、不讓父母操心，更不能讓家人覺得丟臉，要追求好文憑、要順利成家立業、要養育下一代。做得到這些，才能證明自己對家庭與社會而言是個「有用的人」，符合文化對成年人的期待。

這種集體社會的期許，也一視同仁地加諸在精神病患身上。住民積極想達到自我照顧、經濟獨立，甚至能夠負擔對家庭有所貢獻的角色與責任，正是希望達成社會對成年人要求的指標，來實踐其背後所代表的文化意涵：我可以做一個體面、有用的人，我「値得」重新立足於家庭與社會。

「成爲有用的人」是在研究資料中反覆出現，也是我們共同成長經驗中似曾相識的主旋律。當我們願意仔細聆聽精神病患的心聲時，就可以清楚理解到：不論生病與否，他們其實一樣背負著家庭與社會的期許，他們本身也有同樣的追求與想望。如同一位住民語帶自豪地表示，就算生了病，自己一直都是「我們家的大柱子」。這位住民充分擔負起丈夫與父親的角色，除了妻子依賴他各方面的照顧之外，他也很在意自己要能滿足孩子經濟上的需求，就算自己的生活拮据，對於孩子的零用錢、機車、手機、通訊費，也還是會湊合湊合，優先準備給孩子。看著孩子個個認眞讀書、聽話懂事，這位住民欣慰地說：

我覺得我們做人家家長的，自己的品德要做好，子女會看著學。我們做好，子女會更好。我的小孩子都很好，沒有發生讓我傷心的事，都沒有。他們都蠻乖的，蠻會讀書的啦！

「全人」關注才是精神復健眞正的要義

本研究分析顯示，在我們的文化中，住民的「回家」並非出於親情圍繞的浪漫，而是必須以能夠擔起「共苦」之責爲前提。因此住民要做到身分的轉換——從「病患」變成「家庭成員」，做個稱職的父母、兒女、兄弟姊妹，家人才能接受住民回家。

所以住民要實現「回家」的願望，意味著自己必須有所蛻變。在生病的事實之外，他必須找回負擔起其他社會角色的能力，成爲有用的人，才有可能讓家庭、社會敞開雙臂擁抱他們的回歸。但是這層意涵卻沒有反映在我國的精神復健體制當中，以至於多數精神病患在努力回歸家庭與社會的途中，得不到需要的協助。

體制漏接，非但影響病情的穩定，更因患者無法取得所需資源而阻礙了重新立足於家庭與社會的可能，造成患者在社會文化層面極大的損傷。例如一位住民回到社區後，雖然曾自己找到工作，但在缺乏支持的情況下，病情的起伏使她只做了幾個月就作罷。後來她去參加職訓局的職業訓練，但結訓後並無接續媒合工作的服務，因此這個訓練對她的就業，並沒有實質幫助。沒了工作以後，生活作息難以維持正常，對病情造成負面影響，讓她更難去找工作，形成惡性循環。經濟無法獨立讓住民沒有選擇，只好繼續與會對她冷嘲熱諷的家人同住。還無法自立的她，雖然是位母親，也不敢冀求拉近與子女的關係。

我國對精神復健的思維極度扭曲，一直以來僅將其視爲精神醫療的延伸，而精神醫療所關注的是「精神疾病」，並非患病的「人」。我們忽略了精神疾病不僅是生理疾病，它對患者的社會文化生活，同時造成重大影響。完整的精神政策在藥物治療之外，應做到對患者社會文化層面「全人」的介入與協助。

遺憾的是，現行以醫療爲主的精神政策絕大部分僅以「控制精神疾病」來投注資源，甚至以醫院的慢性病房或容許「走精了」的康家將病患隔離，使其不致造成社會的困擾。在對「人」視而不見的政策中，人們患病之後該如何在家庭與社會中立足，則不被視爲與精神政策相關的議題。現行政策至多是製造出病情穩定、卻只能在社區中無所事事的「廢人」。無法在家庭與社會中立足的壓力與挫折，又會造成患者精神疾病的惡化。這之間所形成的惡性循環，更顯示這般狹隘的精神政策徹底失敗。

在本研究中，住民與家屬的經驗反映出：我們需要以「人」爲本的精神政策。患者如何仍可帶病在家庭與社會立足，應是精神政策的終極關懷。在這樣的政策中，精神復健的目標不應僅止於功能評估表中分數的進步，其要義應具有文化社會的深遠意涵。涵蓋生理、心理、社會、文化各面向的「精神復健」，才應該是精神政策的主導思維，再於醫療藥物的輔助下，爲患者之社會文化層面的人生重啟新的可能。

07 工作為生活之本[18]

問題是我一定要生活，我生活就要去工作。——住民

工作爲何重要？

展望未來的前提

所有受訪的住民都認同工作的意義，以及工作對開展未來的重要性。如前文所述，工作讓還在康家的住民爲返家的心願打下更好的基礎。如同你我，擁有一份工作也讓住民有較大的空間規劃往後的人生。工作的收入與連帶的勞健保，都爲住民目前與未來增添

[18] 此章部分內容改寫自：陳芳珮（2022）〈「我生活就要去工作」——精神康復者的就業困境與建議〉，《社區發展季刊》，178，42-56。

一份保障。例如有家屬觀察到住民在工作之後開始儲蓄，也開始聽到住民更積極地表達對未來的想望。也有住民提到若未來想成家，就要打下良好的經濟基礎：

周遭的人想介紹比較好的對象給你的，人家第一個問題會是，他現在在做什麼？對啊，就第一個經濟是非常大的問題。你如果有很好的經濟狀況的話，嗯，就有好的(機會)。

在當下，工作則對住民有更務實的意義：工作是住民融入社區最具體的實踐。藉由工作，住民才有機會踏出精神疾病的牽制，重新適應久違的社區生活，慢慢地回到社會。一位在慢性病房住院期間就自行找機會打零工的住民認爲，工作讓住民保持與社區的接觸，是融入人群重要的媒介：

有工作就做，我喜歡工作。因為工作的話，我會流汗，然後我會比較高興。如果整天待在家裡，睡覺、無聊、看手機什麼，這樣不好。如果去工作有錢賺，又見到老朋友……又跟人家哈拉，這樣有touch，覺得這樣蠻好的。

以他個人的經驗爲例，他呼籲外界要給精神病患工作機會，讓他們跟社會連結、不至於脫節，也讓他們透過工作爲社區盡一份心力。

自我提升的工具

在心理層面上，能夠工作是恢復正常最好的證明。訪談時，我發現有工作的住民，一提到工作的話題，總會眼神發亮、侃侃而談。他們從克服工作中的困難獲得成長與自我肯定，展現出的自信溢於言表。一位住民的分享就令我印象深刻：他從事服務性質的工作，隨時都有機會跟同事、受服務者接觸與互動。剛開始他花了一段時間學習與適應，過程中難免因爲不知情或缺乏經驗而出錯，但靠著同事和主管的告誡與糾正，他逐漸學到工作的技術和需要注意的細節，也慢慢體會出如何拿捏工作場合中隱晦的界線、規矩與禁忌，避免招惹麻煩，也避免因精神病患的身分而被職場人士占便宜。跟其他工作夥伴相比，他是主管眼中較爲可靠的員工，也常被賦予較具挑戰性的工作。累積一段工作經驗後，如今他也會跟新進的夥伴分享工作上的眉角（訣竅），以及工作中的安全議題，協助他們進入狀況。

工作的另一個作用是成爲症狀管理的利器。對多數患者而言，精神症狀可用藥物控制，但不會消失。雖然精神症狀可能會干擾專注力，但若患者有病識感，並有一套應對症狀的方法，則參與工作反而能夠轉移注意力，減少症狀的影響。一位住民在年輕時北上習得專門技術，並曾以此爲業，這次從康家回到社區後，他藉由參加類似的職業訓練，除了希望重拾工作技能外，重溫這門熟悉的技術也讓他感到快樂、內心比較平靜。

薪資創造自主的空間

工作帶給住民最實質的效益，莫過於擁有可自由運用的金錢。本研究中有部分住民領有社會安全方面的福利，如重大傷病醫療減免、身心障礙者生活津貼、低收入戶津貼或以榮民眷屬身分獲得津貼。我在研究中確實也觀察到少數住民因補助而安逸於現況、削弱了工作動機，但更多例子顯示，僅僅數千元的補助，並無法滿足住民的基本生活所需。而且這些看似「穩當」的經濟來源，取得時有困難，例如需要資產調查的福利項目，常常因家庭收入或資產稍有增加、子女成年等因素而中斷。

因此，沒有工作的住民會盡可能找一些管道來增加自己可支配的資源，例如利用商店的優待券、點數或投資股票，但最常見的仍然是由家人、親友來接濟。然而這些變通管道並不穩定，也不易持久，因此相對於福利補助與自謀的資源，工作才是維持基本經濟安全的根本辦法。

一份薪資合理的工作讓住民可以直接滿足自己的生活所需，無須外求。若能做有效的金錢管理，甚至能有餘裕提升生活品質。例如一位住民靠著工作收入的存款購買機車，解決了居住區域交通不便的問題。本研究中那些自行租屋或入住社區居住方案的住民，也是因爲有穩定的收入才能篤定地離開康家，也才能享有更多生活的選擇權與發展的可能。另外，雇主提供的福利，如員工優惠價或下班時可以打包餐食等，也讓住民擁有額外的獲益。

由上述分析可見，工作對住民有多重的重要性，且能創造住民、家屬、政府與社會各方多贏的局面，但是目前能擁有薪資合理的工作，進而能自立、回歸社區的住民僅爲少數。到底我國的就業服務體制出了哪些問題？以下將從住民與家屬的經驗來分析。

失靈的就業服務體制

需要委屈與妥協的工作訓練

我國目前針對精神病患的就業服務，是由衛生福利部與勞動部兩個行政部門來分工，以類似登階的方式逐步進行，從衛政的職能復健出發，再由勞政的職業重建多元服務來接手，以期協助精神病患成功就業[19]。這看似圓滿周全的康莊大道，在住民的經驗中，卻是坑坑窪窪的崎嶇小路。

康家屬於衛政的社區精神復健單位，提供的是循序漸進的庇

[19] 此種設計稱爲「階梯式就業服務模式」。進一步說明請見：呂淑貞（2020），〈職業重建的多元模式〉，《發展多元、整合、友善、復元爲導向的社區精神病人照護體系》，60-80。國家衛生研究院。

護性工作訓練。如第五章所述，住民第一步嘗試的是內容單純且動作重複的代工，而一天下來的收入可能只有十幾塊錢。

代工之外，工作能力與態度表現良好的住民，在工作人員安排下，可以嘗試康家之外的工作訓練，領取稍高一些的薪資。例如隸屬於醫院體系的康家有資源回收、清潔、洗車、販賣部、病歷、藥局、勤務等相關單位提供的機會。一位住民說明：

> 裡面的老師（康家工作人員）會安排他們去做清潔工作，或是比較有技術性的洗車，就一步、一步……剛開始清潔可能一小時四、五十塊就這樣上去，因為每個老師都會看：「嗯，這個你可以處理」，再安排比較好、比較困難的工作。

這些工作的酬勞雖然較高，但工作內容卻往往與住民的興趣不符，例如一位有志於餐飲業的住民被安排做行政傳送工作；另一位希望接觸服務業、能與顧客互動的住民，則被安排清潔工作。住民常須無奈地妥協，更不合理的是，提供工作訓練的雇主，通常也對住民的產能與工作表現視而不見，只給不滿百元的時薪。例如一位在藥局訓練工作的住民，在半日的工時中剝了四、五千顆藥，但時薪與產能卻不成比例，而且這份工作也容易傷到手指。家屬感到心疼而抱不平：

> 像我女兒這兩、三年已經穩定到、你會覺得她也很正常，而且他們的工作也非常努力。但是他們一小時才五十塊，現在外面一小時都一百五。我心裡常常暗想說……(政府)為什麼沒辦法來補助讓他們這些孩子薪水也可以高一點？我不奢望說一定來到現在的水準，(但)我起碼覺得說，也沒有便宜到一個小時五十塊吧！

受限於只能做自己沒有興趣、又賺不了什麼錢的工作，無怪乎許多住民對就業意興闌珊[20][21]，更遑論要能自立；而無法自立，家屬就難以支持住民返家的心願。

完成工作訓練，然後呢？

階梯式就業服務模式的另一大弊病，是衛政的職能復健與勞政的就業服務之間，並沒有轉銜機制。例如康家雖以社區復健爲目的，卻沒有就業服務人員的編制和設計，來主動提供常規性的就業協助，或實質銜接至勞政體系。這使得在庇護性工作已訓練純熟的住民，對於如何進入職場感到惶惶然、無所適從。家屬也認爲友善的工作訓練環境與職場實況相去甚遠，憂心住民在沒有協助之下必難銜接。因此，在工作訓練資源普遍不足的情況下，住民雖然渴望擁有一份收入合理的正式工作，卻害怕在沒有協助之下貿然行動又會無法適應眞實職場，同時還會失去退路，無法再回到工作訓

---

[20] 階梯式就業服務有諸多弊病，包括職能復健與就業訓練的類型有限，且多屬於勞動性質的工作，領取的工資或補貼低微。強制先行參與職能準備，往往使得精神病患在職業訓練階段就失去興趣。資料來源：Drake, R. E., Becker, D. R., & Bond, G. R. (2019). Introducing individual placement and support (IPS) supported employment in Japan. *Psychiatry and Clinical Neurosciences*, *73*(2), 47-49.

[21] 研究顯示在長時間的職前訓練之後，不論是專業人員或精神病患都容易降低對工作能力的期望，而傾向選擇從事低薪的工作。資料來源：Nazarov, Z. E., Golden, T. P., & Schrader, S. V. (2012). Prevocational services and supported employment wages. *Journal of Vocational Rehabilitation, 37*(2), 119-129.

練，因而對於嘗試就業裹足不前。更甚者，即便職業訓練與求職服務同樣在勞政就業輔導體系之中，也缺乏轉銜機制。這使得興沖沖完成職業訓練的住民，就業之途往往還是停滯不前。

反覆原地踏步，讓就業準備變得沒有意義，也扼殺了住民發揮潛能的機會。同時，工作訓練並無勞工保險，長期停留在工作訓練階段，等於白白浪費原本可用來累積未來生活保障的黃金歲月。

顛簸的自行就業歷程

缺乏求職的協助

由於康家的重點工作並未包含就業服務，本研究中經由康家協助取得正式工作的案例極少，住民只能在恰巧有適當職缺出現時，才有機會嘗試就業。例如醫院附屬的康家得知醫院開放身心障礙者定額進用職缺，就安排一位住民去實習，隨後正式錄取。這個職位雖工作繁雜且耗費體力，但這位住民得以領有當時一百五十元的基本時薪。

不過多數住民不會如此幸運，如果想要就業，只能自力救濟、奮力從此岸跨向彼岸。我在這個研究發現，具有工作的住民明顯是憑藉極高的自我動機，才能在缺乏就業支持與充滿歧視的惡劣環境下，靠著自己的耐心和毅力找到工作。

但他們的就業歷程普遍曲折，也充滿挫折。住民常因不知如何找工作而四處碰壁。一位非常想就業的住民就無奈表示，他都是透過報紙的徵才資訊自己去找工作，他不斷地到處去應徵，也都不挑工作，但就是沒有人願意雇用他，以致他長期失業。另一位也是靠自己找工作的住民則應徵過便利商店、便當店、超市、商店、賣場等地方，多數都沒有回應。當他有機會嘗試上工，卻被嫌手腳太慢而只持續幾天，連那幾天的工資也拿不到。

缺乏穩定就業的支持

就算找到工作，住民仍會面臨重重挑戰。他們不見得預想得到工作的繁重，以致體力無法負荷；又或者經常要在高溫、嘈雜等惡劣環境中工作，造成適應上的困難。也有住民因爲缺乏就業經驗，不了解職場規範的重要性，因此沒多久就被辭退。

讓住民更難以穩定就業的是，精神症狀容易起伏的特性以及藥物副作用對工作表現的影響。例如幻聽症狀惡化的患者，在不間斷「聽著」惡言惡語的情況下工作，就彷彿被「唱衰」的逆向應援團緊緊尾隨。一位家屬描述住民經歷的困境：

> 她說有時候「人家」叫她不要做了、有時候「人」說她怎麼樣，說她耳朵都有人在說她。「別人」都說她動作慢，就不要去了。我問老闆娘，老闆娘說：「哪有！她都做這麼久了，我怎麼會嫌她動作慢？」她就幻聽就對了。

此外，許多外在因素，如季節轉變、生活中的變故等住民無法控制的因素，也可能造成症狀起伏。例如一位本來就飽受幻聽之苦的住民，在遭逢喪偶之痛後沒有宣洩悲傷的管道，症狀急速惡化而再度發病，導致他再度失業。

雖然說藥物能穩定精神症狀，但住民的工作能力卻也可能被藥物的作用所綁架。若精神科醫師未考慮生活功能的維持，而僅以壓制精神症狀為前提來用藥，那些藥品或藥量就容易導致大腦活動過度受到抑制，嚴重影響精神病患的工作、甚至生活能力。前例中住民因手腳太慢被嫌棄，並非住民偷懶，而是藥物使然；還有多位住民反映藥物讓他們容易「腦筋轉不過來」、「恍神」、「呆滯」、「笨手笨腳」、行動上「像殭屍一樣」，造成工作效率不佳及反應速度變慢，影響工作的效能。

獨自面對職場的剝削與歧視

在沒有任何就業支持的情況下，住民能否遇到友善的工作環境，完全要靠運氣。一位住民就很感謝幾位職場夥伴的提攜，在他還是菜鳥、一頭霧水時，帶著他去熟悉工作環境，親自示範該如何執行工作項目。但這種職場上的自然支持者常常可遇不可求，也因此更多住民的處境是獨自面對職場的挑戰。

台灣社會有著根深蒂固的預設與觀念，像是「身心障礙者必然產能不足」、「給予身心障礙者工作機會是在做慈善」，使得住民在眾多職場挑戰中，最司空見慣的是雇主因其障礙身分而「理所當然」地給予較低薪資，或任意要求不合理的工時，讓自行就業的住民被占盡便宜。較有經驗且有能力的住民在做臨時工作時，會知道要自我保護、要懂得與雇主事先協調，否則很有可能領不到工資。

另一項挑戰是職場複雜的人際問題。住民得自行面對與同事間的口角與衝突；也有住民被工作夥伴帶著學抽菸、喝酒、嚼檳榔等，甚至成了戒不掉的癮。這些刺激性物質不但有損精神症狀的穩定，成癮後也會增加住民的經濟負擔，更有可能因爲有癮頭而造成求職上的限制，或影響到工作而遭到解雇。

再者，有工作的住民多數經驗過瀰漫在工作環境中對精神疾病的汙名，像是職場上旁人有意無意的冷落與排斥，或刻意挑剔；又或者得承受他人的輕蔑，如一位住民就表示對方雖沒有明講，但一看就感覺得出對方的態度是在說：「啊幹，這個兩光，這個瘋子，神經病！」或者像一位住民在應徵工作時，同事對他冷嘲熱諷：「哎唷，你有辦法來送冷氣？領殘障手冊，送冷氣？」

面對這些狀況，不同住民採取不同策略來因應。一位住民選擇不在工作場域揭露精神疾病，處處力求表現正常，避免自己被放大檢視。但這也造成他安排回診的尷尬與不便。然而也有住民坦然面對這些異樣眼光，表示他會更反求諸己，相信只要保持良好的工作表現，日子久了，大多數的工作夥伴會發現自己值得信賴。

家屬的愛莫能助

受訪家屬也異口同聲贊同就業對住民目前生活以及未來成家生子的重要性，也都希望家人找到合適且薪資合理的工作。家屬在工作動機強烈的住民身上，觀察到他們對一份正式給薪工作機會純然的珍惜與認眞的工作態度。然而家屬也目睹家人在工作訓練與求職路上的跌跌撞撞，即便在一旁看得心疼與著急，卻也對該如何提供有效協助毫無頭緒。

特別是對於正值三、四十歲、青壯年的家人，家屬認為找到收入合理且家人能穩定維持的工作尤其重要，但也確實不容易。家屬很擔心這個問題，這也經常是家庭對話的主題。由於住民進不了正式的就業服務體系，而家屬不知如何、也沒有多餘的時間與精力來提供住民就業上的支持，同時預期在沒有支持之下，住民自行就業可能會面臨種種困難，有些家屬只好任由住民被動地繼續留在工作訓練階段，不敢鼓勵住民去找一份正式的工作。

有些家屬則試著在自己的網絡中討救兵，有人跑去向里長請教門路，也有人考慮帶著家人一起從事自己的勞務工作，但這樣一來就得揭露家有精神病人這種令人困窘的事，且若家人表現不佳又擔心會壞了自己好不容易在職場建立起來的信譽，要是因此連自己也丟了工作，家庭經濟更要陷入困境，所以在多所思量之後，還是打消念頭。

也有家屬安排住民在家裡幫忙。這些住民返家參與的工作，包括農務、做生意，或服務業等自家的營生工作。對有些家庭而言，這確實是雙贏的策略：家屬增加了住民這個人手，而住民也獲得家人的肯定與接納。但也有家庭因此面臨角色衝突的尷尬，例如一對經營家具行的父母讓住民協助搬運工作，但父母發現無法在既有的親子關係之上行使僱傭角色，他們難以建立住民的工作觀念與常規，而飽受管不住、教不會孩子的挫折。

對住民而言，雖然父母較外面的雇主更能體諒精神疾病與藥物對他工作表現的影響，但在家幫忙無法領取合理的薪資，未能眞正滿足生活所需與對金錢支配的自主性。同時，住民也沒有跟外界接觸的機會，減少了因工作而擴大社交的好處。

無論是住民或家屬都期待住民能像一般人一樣參與勞動市場，但卻常苦於不得其門而入。本研究發現，社區精神復健各個環節中，最讓人詬病的地方也正是就業服務。目前提供給精神病患的就業資源既稀少又不適用，使得疾病控制得宜的患者，在精神復健之途上無法繼續邁步向前，更成爲住民實現「回家」盼望的阻礙。

08 當家人回來

我們覺得她現在能夠作息正常，有日間復健中心可去，這大概就是對她最基本的一個要求。但是隱藏在背後、我們更擔心的是，我們年老之後，這個孩子怎麼辦？如果說她有一個工作、有伴，我們就比較不會擔心說，我們未來走了之後，這個孩子沒伴了。雖然有一個弟弟，弟弟未來有自己的家庭，也不可能（完全接手照顧她）啊！——家屬

家屬的準備

家屬為何害怕家人返家？

受訪家屬表示，當時生病家人是在住院病況穩定後，透過精神科醫師的安

排去到康家，而他們對此感到很滿意。因爲如果沒有康家，家屬就需要將家人接回家照顧，但他們通常已有家庭責任或有工作負擔，不但只能把返家的家人關在家裡、無法滿足家人的復健需求，也很難兼顧到自己的需要和生活。正因爲康家猶如家屬在長途跋涉之後，好不容易才發現的沙漠綠洲，既能讓家人安穩生活，也能讓自己喘息，因此當家人要離開康家、回到社區的話題一起，家屬往往感到震驚。

家屬拒絕改變現狀的堅定立場，以及因這個念頭油然而生的不安與恐懼，從我研究期間的一段插曲可見一斑：一位家屬帶著我所提供的研究知情同意書與其他家庭成員商量時，家庭成員誤解成是要讓生病家人返家的同意書，大爲恐慌與憤怒。誤會澄清之後，這位家屬也解釋，因爲生病家人過去曾對親人暴力相向，造成家屬拒其於千里之外。這場誤會反映出過去的創傷對家屬猶如揮不去的夢魘，以至於對家人可能返家的消息聞之色變。由於社區依然缺乏支持資源，家屬不敢單就家人進步與穩定的現況，信任家人返家可以平安無事，尤其是父母，更常受制於傳統「孩子未成家立業，父母責任就未了」的緊箍咒，得要承受處處爲子女負責的重擔，一位工作人員便感嘆：

其實家屬願意讓他回去，但內心還是有很多的擔心跟焦慮，我覺得這跟我們台灣社會的傳統，應該還是有一些關係。就譬如說，我們對自己小孩的期待：雖然他長大了，我們還是不夠放心。然後現在又因為他可能是一個生病的個案，在獨立自主跟依賴的平衡上，我覺得家屬可能會焦慮，不太能放手，我是還滿能體諒的。

許多家屬對於家人離開康家都有所保留和遲疑，因此更令人好奇那些願意讓家人回到社區的家屬，是如何面對這些疑慮，他們基於哪些考量、又需做何安排呢？

家屬的考量與安排

事實上，家屬也明白康家不是永久的住所，因爲工作人員在住民簽約入住時，會跟家屬說明康家僅是中途之家。同意家人回家同住的家屬，通常是基於家人與家庭雙方面的需求。雖然家屬受到過往的恐懼經驗與未來預期的照顧負擔所影響，對於家人想要回家的企盼感到爲難，但家屬確實看見家人病情穩定，並且能做到自我照顧。再加上家人積極表達想要回家或在社區居住的心願，以及家人也爲此做出努力，基於親情，家屬也願意嘗試。在此同時，有些家庭因爲需要人手協助家務、照顧家人或家裡的生意，而主動提出讓家人返家；也有家屬考慮到家庭整體經濟問題，無法負擔康家調漲的費用而讓家人返家。

讓家人返家同住並非易事，一切都必須重新安排，以取得各方新的平衡。畢竟生病家人離家許久，在這段期間，既有的家庭成員早已建立起各自的生活型態與秩序，所以要迎接家人回來，無論是生活作息，甚至是居住空間，都可能需要大幅調整，避免重蹈覆轍。例如一位家屬爲了接生病的母親回來同住，就考慮從原生家庭搬出，另外找房子居住，避免母親回到原地，承受跟以往一樣的氛圍與壓力，又會再度發病。也有家屬擔心孩子回家若是跟以前一樣在家無所事事，生活又會漸漸脫序，自己也無法安心工作，於是主動爲孩子尋求參與社區復健服務的機會。

至於同意家人在社區另行安排住所的家屬，在意的是家人病情穩定且具有自我照顧的能力。家屬在確定家人有需要時仍能獲得支持、自己不必凡事親力親爲後，也能接受家人離開康家。

家人返回社區之後

看見家人的轉變與成長

受訪家屬普遍反映他們觀察到家人從康家返回社區後的正向改變，最常被提到的是症狀減輕和病情穩定，過去令人不解的舉止也不再出現。多數家屬觀察到家人能穩定用藥、了解自己的疾病並有應對症狀的能力。一位家屬就欣慰地表示，家人已清醒、穩定，跟過去認不得人、口中念念有詞、坐立不安，或不明所以地按著手機等令人害怕的怪異行爲比起來，改善極多。更明顯的進步是，家人在症狀又起時，知道自己要安靜下來，會告訴自己「不要說話，不要理它」，提醒自己不隨之起舞。

家屬的另一項觀察是，家人變得好相處。過去家人的言行舉止粗暴、容易衝動，家屬只得以刻意裝傻或迴避等策略來避免衝突。當家人從康家返家之後，家屬反映家人的暴力言行明顯減少。

部分家屬也觀察到家人的成長，例如家人變得較爲貼心、懂得參與。本研究發現，返家的家人在不同程度上成爲家中的幫手：如分擔煮飯、洗碗、洗衣服、倒垃圾、打掃等家務，或幫助家裡的生意，甚至擔負照顧其他生病家人的責任。

更有家屬特別提到家人許多成熟的轉變，例如一位家屬觀察到家人從過去的自我封閉、足不出戶，到現在會主動與家人電話聯絡、分享自己的生活點滴，也樂意接受家人的邀約參與活動、走入人群。此外，家人在病情和緩、工作穩定之後，也漸漸重拾自我，不僅展現出自信，也懂得表達自己的想法。更難能可貴的是，家人並不是空想而有具體行動，例如懂得存錢、自己去尋求資訊與資源等，也懂得規劃自己的未來。

工作帶給住民的自信，家屬有目共睹，也讓住民成爲一個新人。本研究分析出現一個具指標性的作爲：有工作的住民會依節慶習俗包紅包給家庭成員。

雖然住民因荷包失血而語帶抱怨，但同時也可以感受到他們能如一般人扮演這個禮俗中提供者的角色，而非總是接受者，所油然而生的自我肯認。家屬收到紅包時，在訝異之餘，更欣慰於家人具體且深刻的轉變：除展現經濟能力之外，更重要的是家人為其他家庭成員「付出」的那一份心意。此刻的家人與過去那一個失序、混亂的麻煩製造者，大相逕庭，成為貼心、懂得表達感恩之心的家庭成員。換言之，家人真的「回家」了！

仍須提供照顧與支持

部分家屬表示，他們仍須為家人提供持續性的照顧，尤其是提供同住家人生活作息的規範、日常起居的指導、用藥提醒、症狀觀察、協助藥物調整期間的適應困難、金錢管理、經濟支持等。這些照顧負擔的程度明顯與家人的自立準備程度成反比，特別是結案時雖具備基本自理能力，但病情時有起伏、也未有穩定收入的家人，家屬仍要繼續承擔。例如一位生病家人的低收入戶補助因其子女成年而被取消，以致無法負擔康家費用而返家。雖然家人的自我照顧能力尚可，但其精神症狀難纏，準備餐食的能力也還要訓練。家屬須忙於生計，無暇顧及家人的作息與服藥狀況，加上沒有可運用的社區資源，家人的病情時不時會再度發作，有時又需要入院。家屬不勝其擾，不禁感嘆或許住在康家對家人是比較好的選擇，而希望家人重返康家。

另一位家屬則因爲家裡生意需要人手而讓家人返家。雖然家人生活自理能力不成問題，但在經濟上已養成依賴家裡的習慣，在康家期間也未充分運用工作訓練資源來改變自己。返家後，家人除了沒有外出工作的動力外，更有賭博等偏差行爲，讓家屬傷透腦筋，因此也考慮是否讓家人再回到康家。

面對未來

正式體系提供的服務總有出院或結案的一天，但家屬對家人的照顧只有階段之分，不會停歇。家屬看見家人返回社區後各方面的進步，無不感到安慰。在經歷多年的風雨之後，家屬，尤其是父母，已不再堅持曾對孩子有過的高度期許。他們對家人未來的企盼，就是能夠「好好的就好」：除了不再受疾病的折騰之外，也希望家人能有份好工作，可以養活自己，最好也能有個伴，彼此扶持。這些看似尋常的願望，卻是家屬深深的隱憂。

期盼家人穩定就業

家屬都希望家人找到一份穩定、收入合理的工作，但如前文所述，這顯然是家人在社區生活中最大的挑戰，也是家屬最擔憂的事。家人沒有工作收入，就得依靠家庭的經濟支持。若家屬也步入退休階段，則會讓家庭經濟的窘境雪上加霜。除此之外，家屬也擔心家人因爲沒有機會參加勞工保險，使其老年生活更沒保障。

面對家人經濟安全的困境，家屬僅能以他們所知的方式，試圖爲家人的未來做一些安排。有家屬打算將唯一的房子留給家人，讓家人起碼有個住所。也有父母已經跟其他孩子交代房地產事宜，讓生病的孩子有租金收入。另外，也有父母幫孩子保險，作爲年老生活開銷的來源。然而不是所有家庭都有資財可以爲生病的家人預做準備，因此多數家屬都期待政府能加強就業服務，讓家人能跟所有人一樣，透過自食其力，來爲自己的將來做準備。

家屬對就業服務的期待可分成四點，首先是增加多元的就業模式，包括擴增庇護性與支持性就業服務，以及協助開發一般就業機會。此外，家屬建議建立資訊平台或諮詢管道，主動導正社會大眾、尤其是潛在雇主對精神疾病與精神病患的了解，宣導精神病患願意參與社會、也有能力自立自主的正面圖像，去除精神疾病的汙名。同時他們也期待康家能有資源與人力配置做外展工作，到社區中的商家開發工作機會給住民，並與社區共同營造友善的工作環境。

其次是打造從工作訓練到就業的連貫性服務。就業是嶄新、充滿不確定性的挑戰，家屬認爲當家人面對外在汙名、內在自我懷疑與症狀干擾的夾擊時，若有一位家人原本就熟識、且已有良好信賴關係的工作人員來支持，隨時可向其求援，這樣家人才有勇氣一一克服過程中的難關，穩定就業。

再者是提供個別化的就業安排。住民或許在重病前就有其專業與工作經驗，又具有技術證照，但目前「一體適用」的工作與職業訓練，讓這些住民既有的特長毫無用武之處。因此住民與家屬希望能在住民既有的基礎上，協助住民適性發展，例如讓喜歡烹飪也取得證照者能走上餐飲之路，也讓興趣成爲堅持下去的自發動力。

最後是長期的就業支持。即使是目前工作穩定的住民，也懷有對工作能否持續的焦慮。一位家屬就分享到住民很珍惜、也很努力做好現有的工作，但也不時擔心有一天工作被取消或被取代，他覺得目前安穩的生活猶如走在鋼索上，不知道可以維持多久，也影響他規劃未來的可能性。這個住民的擔憂也是家屬的隱憂，一旦住民丟了工作，家屬依然是那個要負起支持責任的人，但家屬屆時或因退休、或因年邁，不見得有能力再承擔。因此他們共同盼望的是一個長期支持的就業體制，以維持住民工作的持續性與經濟安全。

期盼家人建立支持網絡

工作之外，家屬的另一個憂慮是家人的孤單。部分家屬觀察家人在康家期間還會有自己的朋友圈，但回到社區後，反而容易陷入孤立。家人可能跟過去認識的朋友斷了訊，難以保持聯絡。若家人找不到工作，就無法開展職場的人際網絡。由於社區缺乏復健資源，家人沒有合適的活動或團體可參與，也就阻礙了認識新朋友的機會。社區中不友善或別有意圖的人士，也讓家人開拓社交網絡時隱藏危機。最讓家屬焦急與心疼的是見到家人足不出戶，只有電視相伴，一位母親就說：

> 工作完了，回家看看電視，再來就面對著我們兩個。他沒有朋友、都沒有啊！最主要還是要有伴啦！他完全都沒有一個同學來找他耶！

家屬衷心希望家人在情感上有所寄託，例如家屬就樂見家人呵護寵物。家屬也鼓勵家人多和友人外出，期望家人建立起自己的社交網絡，在生活上能有朋友互相照應。爲此，只要有機會，家屬也會愛屋及烏，關照家人的朋友。

然而，家屬心中更殷切的企盼，是家人能夠找到終身伴侶，讓家人有所依託。有些家屬心裡明白這近乎奢求，但仍忍不住有此盼望。一位家屬這麼說：

> 如果我們可以看到孩子走入婚姻，是最美好的結局。有一個愛她的另一

半，可以幫我們照顧我們的女兒，那當然是我們最後的期待。

家屬眼見家人生活已逐漸穩定，也希望看到家人在感情方面有所發展，因而會主動跟家人提起終生大事的話題，或積極建議婚友管道以尋覓合適的對象。若家人已有合適的交往對象，家屬也衷心期待兩人早日結成眷屬。

換言之，家屬對家人未來的期盼是在工作與支持網絡的基礎上，建立起屬於自己的生活，減少對原生家庭的依賴。尤其從本研究中的家庭可以發現，目前作爲主要照顧者的父母親，多半不期待家人的兄弟姊妹會接棒照顧，部分家庭是因爲手足關係疏遠或不和睦，父母親明白他們不會願意承擔。其中一位父親雖然依然期待手足之間可以相互照顧，但也安排好卽使沒有手足幫助，家人也還有所保障。有些家庭雖然手足一路走來皆協助照顧，但受訪的母親考慮到手足應以自己的生活與家庭爲優先，也不期待手足要接手主要的照顧責任，他們反而時常提醒生病家人要找到工作養活自己、要想辦法獨立生活。

家屬照顧生病家人是很辛苦的歷程，家人返家後也不是童話故事般愉悅的結局。家屬的經驗反映出：不論是現下家人所需的支持，或未來的安排，都還需要政府大量資源的挹注，以及社會大力的支持，來好好提供精神病患的就業服務與社區支持，生病家人才得以眞正「回家」，家屬也才能安心。

09｜家，另一章

那個返家不一定是原來的家庭。我都一直跟住民強調說，不要一直期待想要回到原來那個家，那個家不一定對你來講是最OK的一個家。是不是還有其他可能性？那個可能性你可以自己去創造，不一定是我們剛剛討論的那幾樣，也許有不一樣的結果也有可能。——工作人員

多樣、複雜的家庭關係

從先前的章節可以發現，家屬同意與否是住民能否返回社區的關鍵。在本研究當中，已經返家的住民都有個願意支持自己的家屬，但其他家人對住民的態度可能各異。有些家庭的所有成員一致鼓勵與支持住民，但有些家庭成員之

間對住民返家的立場南轅北轍。部分家庭成員仍不相信患者是眞的生病，認定患者藉由裝病來逃避生活中的責任；或因不了解精神疾病的本質，繼續以與過往無異的期待加諸於患者，在未能達成時予以苛責或嘲諷；或因疾病汙名而拒絕往來。

例如一位住民與所有家人幾乎斷絕來往，僅有一位姊姊是主要支持者。在住民住院以及在康家期間，姊姊就一直扮演著家庭聯絡窗口的角色，負責配合機構的各種安排，也在住民重新踏入職場的過程中提供重要協助。姊姊礙於家庭其他成員的反對，無法讓住民與她同住，所以住民離開康家後選擇自行租屋生活。姊姊僅能就她做得到的部分提供支持，例如在住民能完全自立之前提供晚餐。相較於其他家人在他生病之後的背離，住民十分感謝姊姊的不離不棄。另一位住民的主要支持者是母親，即便他的父母願意讓他返家，但哥哥、嫂嫂就是無法支持。爲了避免住民返家後衝突不斷，也避免母親夾在住民與哥哥嫂嫂之間左右爲難，於是母親讓住民在外另行租屋居住，由父母提供經濟支持。

然而，住民與主要支持者的關係也未必順遂。事實上，兩者的立場經常對立，甚至會有衝突。例如一位住民的主要支持者是母親，而住民與手足的關係向來緊張，回家一起生活更是雪上加霜。住民回家後，十分依賴母親的安排和照顧，但母親在照顧住民、家人衝突以及作爲家中主要經濟來源的承擔之下，生活焦頭爛額，也使得住民與母親的關係十分緊繃，常常因爲金錢的分配與使用而起爭執。面臨這些挑戰，住民反倒想回康家，母親也感嘆康家對住民而言可能是比較好的選擇。

另一位住民的主要支持者是父親，而父親對他的設想則是無微不至。住民剛返家時，父親因擔心他不熟悉環境，時時請鄰居幫忙關照，留意他的去處。生活上，也事事耳提面命，唯恐住民出錯。此外，父親早就幫住民安排好返家之後的工作以及晚年的生活財源。這讓生病前曾是專業技術人員、目前步入中年的住民，在返家後完全受限於父親的控制與安排，過著不是他想要的生活，卻又無力回絕，只能無聲地壓抑、不敢談及自己眞正的想望。他對父親有著不可言說的怨懟，父子關係緊張且充滿著壓迫的窒息感。父親默默的、盡心盡力的保護和安排，正大聲透露著對住民自立能力濃厚的懷疑，也使得實際上是返家料理家務、照顧母親的住民，對自己的能力以及對家庭的貢獻相當貶抑。

精神醫療體制或社會大衆經常認定，若精神病患最後能由家屬「領回」照顧，就是皆大歡喜的結局。但本研究發現，若病患能爲家庭所接納、家庭關係和諧，住民返家確實能和家人形成一種相互照顧的正能量；但是家庭關係不但多樣、也相當複雜，若是家庭關係緊張或家人早已疏離，期待住民返家由家庭負擔起照顧責任，無疑是強人所難。尤其是長年負擔照顧、年邁體衰的父母，或因父母須照顧患者，無餘裕分心而被迫自己長大的手足，或患者因病無力負擔親職、從未受到患者照顧的子女，若硬是要這些家屬負起責任，教他們情何以堪？

因此多元的社區居住選擇有其必要。雖然返回原生家庭是多數康家住民的願望，但有鑑於住民與原生家庭的關係未必正向，或是住民自己有了新的生活重心，工作人員反而會開導住民以更開放的角度去思考「返家」，也因此研究中不乏選擇其他社區居住的案例。我將藉這些案例討論不同的可能性與家屬對這些安排的看法，以及這些安排如何回應住民對「回家」的期待。

自組家庭

在本研究當中，有些住民返回社區自組家庭，其中一例的品妍與先生隆達是在康家時相遇。當時品妍除了行動不太方便，還會時常頭痛、頭暈，隆達則幫忙騎摩托車載品妍去診所就診。長時間下來，隆達對品妍的狀況十分了解，感情也穩定發展。後來因爲品妍實在住不慣康家，在她的家人同意之後，先行返家。隆達隨後也離開康家，跟品妍結婚，建立自己的家庭。

結婚以後，品妍和隆達在生活上慢慢磨合，一起規劃兩人的生活。隆達平常很寵愛品妍，總是想盡方法讓品妍開心。難免吵架時，隆達因爲了解品妍的個性，因此通常會退讓，也知道要如何化解衝突。隆達除在外工作，回家也煮食、處理家務，品妍則擔任隆達的得力助手，負責日常生活中採買、拿藥等事務。對這對夫妻而言，結婚是一輩子的事，尤其是隆達對品妍許諾，決不會離婚，會一輩子照顧她。

品妍結婚前最重要的支持者是父親與姊姊，但父親僅提供有限的經濟支持，姊姊則有自己的家庭。品妍的父親原本對隆達多所嫌棄，處處刁難，但兩人的婚姻終究得到了雙方家庭的肯認。只是雙方家庭都沒有給予這個小家庭實質的支持，全靠隆達自己挑起賺錢養家的重擔。漸漸地，岳父轉變態度，對隆達刮目相看。品妍目前生活最重要的支持者是先生隆達。隆達很愛她，希望讓她「生活上快快樂樂、平平安安，這樣就好了。不用煩惱什麼，這樣快樂就好。」

另外一例的怡君與男友伯軒，也是在康家認識。兩人在康家時都已在工作。當時康家收費提高，而且復健課程逐漸增加，自己可運用的時間變少，因此兩人萌生離開康家的想法。伯軒先行返家，兩人再慢慢跟怡君的父母溝通，最後父母答應讓怡君離開康家，跟伯軒一家人共同生活。

怡君的父母看得出兩人感情穩固，支持兩人交往，也給予祝福。伯軒對怡君很照顧，而他的家人因十分接納他，也愛屋及烏，視怡君爲一家人。伯軒沒有自己的工作，但兩人一起幫忙伯軒家人自營的生意。怡君的父母雖然對伯軒沒能經濟獨立而有些微詞，還是非常放心將怡君託付給伯軒一家，也期待他們會有結爲連理的一天。

自行租屋

研究中也有住民選擇自行租屋。例如立明原本在慢性病房住了很長一段時間，雖然功能良好，狀況也十分穩定，但因生活資源無虞，反而沉溺於安逸。後來立明在康家工作人員與家屬的勸說之下入住康家，因而有機會在參與工作訓練後找到正式工作，又進一步接觸社區的宗教活動，發現正是他的興趣所在。立明雖然覺得這個轉變的過程相當辛苦，但也發現了生命新的可能性。

立明在康家穩定成長幾個月以後，爲了不因康家課表的約束而失去參與宗教活動的機會，主動跟康家提出他想要回到社區生活。康家工作人員在他租屋的過程提供了許多幫助。立明順利回到社區之後，穩定地工作並參與宗教活動，也跟康家保持聯繫。立明的家人對他的改變感到欣慰。由於信仰養成的生活習慣，立明反而覺得分開居住是比較好的安排。但立明並沒有與家人疏離，不但固定每週返家探視，也與手足一起分攤照顧母親的費用。

榮源也是選擇在外租屋，但與立明稍有不同的是，他的租屋是帶有些許遺憾的權宜之計。榮源的照顧向來令他的手足感到頭痛，所以手足在榮源有機會來到康家時，也就希望他能安穩地住下來。已步入中老年的榮源，在入住康家這段時間，從一個月幾千元、剛好可以負擔他一些生活花費的工作訓練開始，到後來工作人員留意到身心障礙者定額進用的職缺而鼓勵他去嘗試，榮源正好也能適應，終於有了一個穩定的正式工作。

榮源有了工作後，家人對他的態度稍有正向轉變，但始終未達能接受榮源返家。榮源愛喝酒的毛病原本就違反康家的規定，但他戒不掉，漸漸也覺得住在康家規範太多、多所約束。榮源的手足不同意榮源返家，但支持他在外租屋自己生活。已能自給自足的榮源於是選擇在他工作場所附近租個房子，方便上下班通勤，他維持著穩定的工作與生活，也時不時與康家保持聯絡。

社區家園

研究中，我發現有些住民入住名爲「社區家園」的新興社區居住服務。社區家園[29]以一般的社區民宅爲居住空間，通常由至多六位具備生活自理能力（包括自我照顧、疾病管理與環境維護）的居民共同居住、一起生活。專業人員不進駐於家園，僅提供支持與關懷，必要時則從旁輔以低度協助，以居民獨立自主生活爲原則。

在我研究的當下，研究場域所在區域首次出現社區家園，成爲住民離開康家後的新選項。當時社區家園在招募新居民時，是由家園的專業人員主動跟住民介紹。對於住民而言，能被徵詢意願就是一種肯定，那代表著自己復健有成、能往下一個階段前進。這對他們來說是很大的鼓勵，像嘉德就說：

就是之前那個OT（職能治療師）說：「你要不要去康家住？那邊比較自由，那邊比較好。」那我就好啊，嘗試看看，因為我覺得說康家也只是暫時的駐點。

彥廷也說：

剛開始的時候，他們有來康家這邊要找人過來（社區家園），那個時候他沒有找我，我也想說，他可能不要我過去，還是怎麼樣，(所以)我就沒有講什麼，我就工作。某一天就有我們康家的那個OT她就跟我講說，這邊有那個社區家園，你要不要過去？我說，我當然好啊！

彥廷也因爲嘉德已先入住社區家園，可以向他詢問社區的生活情形，而且搬進去之後仍有嘉德這個熟識的朋友，而讓社區家園這個選項對他更具吸引力。嘉德跟彥廷都喜歡家園的環境。雖然剛開始需要一點調適，但沒多久就能適應。相較於康家，家園有更大的自主空間，更像在「家」的生活。彥廷就說：

比起康家，這邊很像家，感覺很安定，人住得很舒服。在康家不一樣，你要讓老師管。你要上課，而且有時候你下班以後，體力已經極限，甚至眼睛已經起霧了，那個狀態下回來，然後還要上課。……康家有規定說你幾點要睡。這邊重點是在工作上，你只要把這個工作做好，其他這邊生活沒什麼問題。對啊，這邊也比較好……(下班回來)洗個澡，看個電視，感覺差很多。

嘉德和彥廷都說，社區家園的生活作息和家務處理與康家相似，但有更大的空間自主管理生活。從自己組裝家具、電腦出狀況自己想辦法搞定，到日常生活當中所有同住夥伴合力維持住處整潔，像倒垃圾、澆花等等。

嘉德笑著說他們若自己開伙，煮出來的東西可能難以下嚥，所以晚餐多以外包便當的方式來處理。晚餐後，大家看個電視，輕鬆一下，梳洗之後就寢。嘉德跟彥廷都表示，在家園的生活相當規律：白天努力工作、晚上放鬆休息。週末則與朋友打球，遇到節慶假日還有烤肉等活動。訪問時，嘉德與彥廷對於生活現況的滿意與珍惜，溢於言表。

綜觀而論，在本研究中得以租屋或入住社區家園的住民有著共同的特性，那就是經濟自主，而這與獨立生活的你我無異。不論是立明或榮源、嘉德跟彥廷都有穩定的正式工作。一份穩定的工作不但可以用來說服家屬、贏得較多信任，手頭上也有較多資源可以運用。換言之，擁有一份正式工作的薪水，也就「買」到了選擇的自由，如同一位住民盤算著他的選項：

靠我每個月兩、三萬（薪水），我出去租一個房子，（跟）在康家還不是一樣，反而我在外面比較輕鬆。現在有這個社區家園，一個月好像一、兩千塊的負擔，反而比康家少。……不要造成家裡的負擔。

替代照顧讓家屬安心

家屬又是如何看待這些安排呢？住民的經濟獨立能讓家屬感到安心，但家屬最渴望的是能有資源來替他們關照住民的社區生活。在漫漫的照顧路途中，家屬一直都渴求著替代性照顧資源。對家屬而言，康家也是替代性的照顧資源；受訪家屬表示，康家接手了大半的照顧工作，減輕他們的負擔，他們僅需要至康家探視或週末接待住民返家外宿。一位平日還須忙於生計的家屬就表示：

（康家）裡面環境也都還好，對啊，那裡面有好幾個（朋友），還可以做一些活動這樣。不然你（在家）照顧她也沒有活動，一直要出去、一直要出去，我哪有辦法？她本身就有毛病的，所以說人平安就好了。……這樣才不會干擾到我。

住民離開康家後，能讓家屬較爲放心的安排，也是具備某種形式的替代性照顧。分析發現，家屬基本上對住民自組家庭或入住社區家園樂觀其成。例如研究中自組家庭的住民皆取得雙方原生家庭合意，而且家屬也表示因爲有了替代性的支持資源，他們的照顧責任得以減輕。對怡君的母親而言，女兒與男友一家人同住，讓她卸下照顧的重擔。一直以來，怡君的父親極少協助照顧工作，母親必須一手包辦怡君的生活或因疾病起伏的就醫需求。現在雖然還是得提供經濟上的協助，但母親信任怡君的男友及其家人，放心由他們來替手照顧，也明顯感到自己身心壓力的減輕，並且表示：「我生活比較『快活』(khuinn-uah，愉快、舒服)。」

在住民回到原生家庭、自行租屋或自組家庭的情況中，因住民和工作人員會與家屬溝通一段時間，家屬因而參與了住民回歸社區的決策過程。然而在住民入住社區家園的例子裡，當時專業人員第一時間詢問的是住民的意願，康家工作人員未能及時聯絡家屬，以至於家屬是經由住民告知才知道。面對這突如其來的改變，家屬表示一開始無法接受，他們未曾聽說過社區家園，且未在第一時間獲得充分資訊，特別會擔心社區家園缺乏管理而感到焦慮。直到工作人員說明、解答疑問，確定有工作人員從旁輔導與協助住民的生活，也看過住民在家園的生活狀況後，才感到放心，並多予以肯定，如一位家屬表示：

> 我就想說移到別的地方，如果又沒有人管理、沒有老師，那這樣要怎麼辦？我就都不了解……我嚇到……那時候很緊張。……這樣不安心耶！這樣出事情，不知道誰要負責這樣，心裡一直有疑問這樣。（陳芳珮：現在都解釋清楚了？）對啊，這樣有人顧就好，他這邊算也有一個規矩，他就不會（出狀況）了，要讓他習慣。

住民在社區家園的生活穩定下來後，家屬也鬆了一口氣，多半持支持態度。在各自有獨立的生活之後，住民與家屬之間的互動雖不頻繁，但似乎漸漸發展成相互扶持與相互體諒的關係。例如彥廷的母親受白內障之苦，行動上有較多限制，並不常去拜訪彥廷，但每次來訪，會先跟彥廷用Line約好，爲彥廷和住友帶一些食物過來，並在短暫的停留中，關懷彥廷的現況。彥廷平常雖不會特別去探望母親，但會保持聯絡，關心母親的生活狀況。對彥廷來說，這樣的互動讓他自在；而母親也尊重彥廷有自己的天地和生活，盡量不去打擾他。雙方都能適當地表達自己的限制，以及需要休息、不希望被打擾的需求。同時住民與家屬都善用通訊軟體溝通，既維持聯繫，也保持友善的距離，讓彼此都能發展出適合自己的生活模式，也讓過去緊張的關係舒緩不少。

也有住民入住社區家園後，還是會回家協助家務，跟原生家庭形成互相關照、互惠的關係。例如一位務農的家屬有時一個人忙不過來，就會打電話給住在社區家園的住民。住民利用週末回家幫忙，也趁機打打牙祭，建立起新的互惠關係。

「回家」是回到有歸屬感的地方

這些回到社區生活、但不與原生家庭同住的住民，回到「家」了嗎？

因為訪談需要，我有機會幾度造訪隆達跟品妍的家，這是兩人輾轉換了好幾處之後終於落腳的地方。在這個租來的空間裡，處處可見隆達的手藝，包括自己訂製的床，以及自己修整補強的浴廁。

空氣中除了飄散著煙味，也充滿著濃濃的幸福感。訪問時，隆達一邊做著代工，一邊跟我分享這一路走來的點點滴滴，還時不時溫柔地望向坐在一旁的品妍。品妍在口語表達上較為簡短，遇到較複雜的問題時，隆達總會適時補充，兩人的默契一覽無遺。這麼多年來兩人互相扶持、相知相惜，雖然看起來是隆達撐起這個家、照顧品妍種種生活所需，但品妍的相伴和一心一意的信賴，對隆達無非是一只安定的船錨，在這充滿是非風雨、漫漫的人海中闢出一片安頓心靈的角落。

家，不僅是擁有屋簷下一個屬於自己的空間。研究中曾出現住民的老家雖在，但早已人去樓空，住民回到老家反而是獨自生活，可能會因為沒有人可以相互照料，造成病情再度惡化。這樣的回家，不是回「家」。

「家」真正的意涵，是讓人能找到歸屬感的地方。例如對立明而言，他的信仰帶給他新生的力量，也為展開社區生活奠定了基石：他的心有所寄託，與宗教團體的連結，也成爲他重要的社區支持。加上他維持著與康家的聯繫，家人不再占有唯一的重要性，反倒與家庭建立起新的連結模式。

然而不可否認的，也有回到社區生活的住民感到惆悵與無奈。例如在外租屋的榮源，他最大的心願是回家跟家人一同居住。榮源結過婚，也有孩子，他希望孩子能夠接受他。但榮源的手足不太願意孩子跟他接觸，因爲手足認爲若孩子跟他有所連結，也許孩子會很辛苦。所以他跟孩子只見過面，但沒有機會建立情感的聯繫。

受訪的工作人員也表示，榮源只能算是「不完全成功」的個案。雖然榮源一路走來從醫院到康家，然後回到社區自給自足地生活，可以和樂融融地與社區人士相處，也維持著一份穩定的正式工作，但在與家人的關係以及飲酒習慣上，並沒有完全改善。從工作人員後續了解榮源的近況時，榮源不願意談他與家人的互動，顯見他對無法回家跟孩子及家人相處感到失落與遺憾。

住在社區家園的嘉德也是，他十分珍惜現在的生活，小心謹慎地過好每一天，希望不去破壞現況。但是對嘉德來說，家園仍然只是一個驛站，不是他長遠的家。嘉德提到當時搬到家園的想法：「我想說這邊（社區家園）也是暫時的，就這樣換個環境，人比較少。」嘉德最終的心願是家人願意接納他，可以回家團聚；但他也清楚數十年來輾轉於醫院病房、康家、到目前的社區家園，已與家人漸行漸遠。剛發病時因症狀發作致使家庭關係受創，也不曾有機會彌補，至今仍不受部分家人的諒解，回歸原生家庭之途顯得更爲遙遠。

像榮源與嘉德這樣的住民，雖然仍因家人不接納而難以釋懷，也或許這份遺憾將永遠無解，但他們爲回到社區生活所做的努力不容抹滅。精神病患有能力愛人，也有權利被愛。他們仍有可能藉由工作收入帶給他們選擇的空間，與相知相惜的伴侶或生活上及社區中相互扶持的夥伴，創造新的、有意義的心之歸宿。下一章，我將更爲深入探討住民在社區生活中各式關係網絡的樣貌，及其對「回家」的重要意義。

10 融合於社區才是「回家」

藥還是要按時吃，要運動、流汗。而且就是自己也要跟社會有連結，主要是「關係」。雖然我生病了，我起初也是手腳會抖，然後慢慢好起來，然後去工作，然後外面給我們的肯定，一給我們鼓勵，我們就有信心，會做得更好，就慢慢地對病情也有改善。而且去又看到一些老朋友，你的好朋友、新朋友、舊朋友，就這樣子慢慢地把你自己的生活圈再擴大一點。我覺得這樣那個憂鬱症、躁鬱症會減少啦！——住民

病情穩定之外

當我問到如何看待患有精神疾病時，這些生病多年的住民多數能坦然接

受，將疾病視爲生活的一部分。住民都了解規律就醫與服藥的重要性，也都感受得到藥物治療的助益。對多數住民而言，這是在經歷漫長的藥物適應、調整、換藥、甚至換醫生後辛苦得來的現況，因此格外珍惜。除了服藥之外，多數住民也發展出應對自己精神症狀的一套方法，例如懂得辨識何時是幻聽發作，而不予理會。他們能順其自然，將症狀融入生活當中。

住民強調服藥的重要性，與懷有對病情再度發作的隱憂有關。例如一位住民會時時警覺自己的狀況，一有不對勁就會請教他所信任的醫師，確認自己是否並無大礙。住民從生命經驗中歸納出「不吃藥就會發病，然後就會被送進醫院」的惡性循環，更擔心自己有可能出亂子、成了下一則社會新聞，所以強調要規律生活，並做好疾病管理。同樣的，住民也盡力做好像高血壓、糖尿病、胃酸過多等其他身體疾病和症狀的自我照顧。

由此可見，不僅醫療專業與社會大眾普遍期待精神病患能遵從醫囑、按時服藥，以保持病情穩定；住民也努力維持身心健康，希望自己病情穩定、身體安適。然而，光是達到共同期待的病情穩定，並不足以讓住民在社區中安穩地居住，住民需要的是多樣且縝密的關係網絡，才能發展出豐富的社區生活。

住民的「關係」世界

從受訪住民的經驗中可見，雖然他們不一定被所有家庭成員接納，但都有一個跟他們關係較爲緊密的家屬，給予最主要的支持。除此之外，多數住民在家屬之外還有一個支持網絡，這對住民能在社區裡安穩生活功不可沒。這個支持網絡的組成可能相當多元，除了家人還包括社區生活中的重要他人，如親友、室友、鄰里人士、教友以及職場夥伴；也包括精神醫療與復健體系中的人物，如康家的住民與工作人員、醫院中的醫護人員與社區家園的工作人員。部分住民也會藉由網路社群與社團的參與，積極經營與擴大自己的社交網絡。

日常生活的自然網絡

像秀雅雖然覺得先生嘮叨，但很感謝他無微不至的照顧。秀雅與先生跟鄰里也建立起融洽的關係，常常互通有無，禮尚往來。例如秀雅的先生因患有糖尿病需要控制糖分的攝取，所以他們常常把拜拜完的水果分送給鄰居，而鄰居也在出遊時帶回秀雅喜歡的小吃投桃報李。而詠晴幸運地擁有一個絕不放棄她的母親，父親與手足也完全接納與支持她。詠晴與工作訓練場域中的夥伴成爲朋友，週末則與家人一起參加教會的活動，跟鄰居也和善相處。

有工作的住民更有機會擴大支持網絡。像克華與同住的夥伴在生活上相互扶持，職場上則有值得信賴的好同事可以商量或吐吐苦水。而宏碩喜歡工作的原因之一就是能保持與朋友聯繫。對宏碩而言，工作結識的夥伴不僅提供情感上的支持，他始終如一、勤懇的工作態度，更是換來夥伴因信任他而實質相挺。例如在宏碩找到新的貨運工作時，前雇主不吝出借貨車；又例如同行的朋友在得知工作機會時，也會照應宏碩。宏碩感佩於心，分享朋友圈對他的重要性：

> 我以前人際關係蠻好的……（離開之前的工作後）朋友鼓勵我做點臨時工，朋友大家一起來照顧。去那邊認識一個老朋友，大家會留下聯絡的方式，就變成說好像一個點，然後一個線，再一個面就全部都出來了。有時候朋友會打來說：「你平常有沒有工作？」我現在的朋友都真的蠻照顧我的。他們做不完的會留給我、叫我去做，甚至到現在我等於幾乎都有固定的工作。

精神醫療與復健體系的支持網絡

除了日常生活的自然網絡之外，精神醫療與復健體系的支持網絡對住民來說，同樣也很重要。尤其是康家在多數受訪住民的社交網絡中仍占有一席之地。有些住民因地域之便會與康家人士相遇，有些住民則會特別回康家探望老友，或相約從事休閒活動；又或康家辦理活動時，有些住民也會回去共襄盛舉。也有住民感念康家在自己最困難的時候予以協助，比自己的家人更親，將康家視爲他另一個「家庭」。因此在離開之後，仍不時帶一些宵夜點心過去，或者將社區活動、職業訓練機會的訊息分享給康家的住民，又或者提供米、新鮮的蔬果，來贊助康家的烹飪課，表達回饋的心意。

此外，醫院裡的醫護人員以及社區精神復健服務的專業人員，也是住民關係網絡中的重要成員。有些住民並非只是被動接受照顧，而會主動善用資源。例如一位住民因長時間在同一家醫院治療與跨科別就診，因此他對醫院環境以及醫護人員非常熟悉，他所累積出的醫療照護人脈，不但爲自己整合並提升醫療照護品質，家人也因其人脈而在照護安排上受益。

另一個經常被忽略的面向是：關係是一種雙向的連結。專業人員協助住民改變與進步的同時，住民並非僅是被動的接受者。住民對於長期接觸的專業人員，也會積極地參與在支持關係的建構當中，從旁關注專業人員的成長。例如一位住民就將專業人員因人生歷練而有的蛻變看在眼裡：

> 這個老師（醫療專業人員）其實我接觸他已經七、八年，（剛開始）那個時候他比較嚴格，他說怎麼樣就是怎麼樣。我感覺他這幾年變很多，怎麼講呢？我感覺他比較內斂，而且他講話的方式有所改變。七、八年前那個時候他比較不一樣，因為他還沒結婚。現在已經結婚生子了，就不太一樣了，人就是這樣子。

遺憾的是，在精神醫療與復健體系中的關係建立多所侷限與阻礙。住民與醫療人員的關係以工具性的專業互動居多，住民也大多有過被醫療人員不友善對待的經驗。雖然住民在精神醫療與復健的歷程中會接觸爲數衆多的專業人員，但大多數的接觸既短暫、片面又表淺，難以建立有意義的關係。然而若當中有個別的專業人員能以正式或非正式的管道與住民長期保持聯繫，對住民而言會是一種安定的力量，如一位住民分享：

我之前的醫生已經退休了，有的時候我會FB聯絡他：「欸！季節變化會不會發病？」他就說：「你有沒有吃藥？」「當然要按時吃藥啊！」「那就絕對不會發病。」哈哈，對。

持續性的關係也較能帶給住民面對不確定的勇氣。例如一位住民原本害怕身處陌生之地，拒絕參與社區復健服務，直到得知該處有一位他原本就熟識的工作人員，才願意前往嘗試，也終於能穩定在那裡接受服務。

主動經營社交網絡

在自然支持以及精神專業服務網絡之外，研究中觀察到部分住民會利用外在既有資源積極拓展與經營自己的社交網絡。例如，有住民善用網路社群媒體，不時上傳工作與生活的照片，跟朋友分享日常的點點滴滴，也從朋友的按讚與回應中獲得肯定。

也有住民從事球類運動，與社區人士一起練球、打成一片。對這些住民而言，打球已經是不可或缺的生活，因爲打球除了增強體能之外，對心理健康、人際網絡的擴展多所助益。一位住民就特別享受打球當下與社區相融、不分彼此的感受，因爲「大家都是一樣的」；球類運動講求的是團隊合作、相互接應，與個人的身分、地位毫不相關。

還有住民感念人民團體對提升精神病患福祉的努力而入會，或更進一步參選成爲理事，希望藉由自己的參與，對人民團體的發展有所貢獻，並倡議在醫療體系之外，能建構出維護精神病患社區生活的重要資源。

住民的「關係」世界越多元越豐富，越能讓他在生活中擁有充分的支持，住民也就越能自主地去管理「關係」資源的運用，分散對任何單一支持資源的依賴。例如一位住民因支持網絡多元，在生活或工作出現問題時，他都可以找到不同的傾訴與討論對象。這個可以選擇的空間，讓他成功將工作與生活做出令他感到舒適的區隔。

對於住民發展出自己的生活圈，家屬也樂見其成，不僅欣賞住民熱衷於活動的參與，更肯定住民在團體中擔任重要角色。家屬更感寬慰的是觀察到住民逐漸發展出自信。透過這些參與，住民感受到自己是「還有被需要的人」，而不是被人遺忘或沒有社會定位的人。家屬也相信從自信所延伸出的力量，會是讓他們越來越能夠踏出去的一種動力。特別是在有適合的環境與機會讓他們可以去選擇時，這動力也更具續航力。這一連串正向的循環，是促成住民最後能夠獨立、自主的過程。

孤立的深遠影響

回到原生家庭固然是多數住民的心願，也是醫療專業與社會大眾普遍的期待，但目前我國的社區中，不僅就業資源不足，非機構式的社區復健資源也缺乏，更有嚴重的城鄉差距，這些資源在本研究關注的台灣南部就極為少見。若因住處所在區域缺乏合適之社區精神復健與復元支持服務，即便住民有心參與社區、家屬也有意協助參與，最終也會因爲缺乏資源而無能爲力。

當生活中缺乏社區參與以及有意義的活動安排時，回到社區只是進入另一個牢籠，住民依然被孤立於社區之外。例如一位已經長期穩定的住民，因家裡需要人手幫忙，他終於有機會回家。住民回到大衆運輸相當不便的鄉間，而他曾有的機車駕照在他病情發作時，因爲忘了吃藥而出事被吊銷，所以回到社區後只能以電動車代步，但可及之處十分有限，行動備受限制。住民表示返家後，除了到商店購物外，他在鄉間無事好做、無處可去，也沒有可以聊天的鄰居或朋友，只有半夜在自家庭院裡走走晃晃。他自己沒有手機，也很少打家裡的電話與人往來。而家屬鑒於可及之處並無任何復健資源，早已打定主意讓住民返家後幫忙種田，即便住民對種田毫無興趣，也只能接受家屬「好意」的安排。住民返家後的生活是日復一日的黎明起床做早飯，早餐後跟家屬到田間工作至十點左右，然後回家料理午餐，下午再到田裡幫忙，傍晚整理家務、煮晚餐。一般晚上八點就寢，這樣就過了一天。

這些住民的返家生活就是「一天過一天」。缺乏社區參與，不僅讓住民覺得返家的日子比在康家還無聊、沉悶且孤獨，更可能導致病情惡化。另一位住民同樣陷於社區參與資源貧乏的居家環境，住民工作被辭退後，家屬無力協助重新安排，而住民努力再度求職又未果。住民日常沒有地方好去，也沒有朋友來往，幾乎足不出戶。漸漸地，住民的作息開始日夜顛倒，三頓飯併作兩頓飯，服藥也跟著不規律起來。這樣的狀況持續一段時間之後，住民的精神症狀開始加劇，讓他更難與外界接觸。

縱然精神疾病本質上是大腦的生理性疾病，但讓精神病患最受折磨的往往是「社會性」的後果。社會因不解、誤解與汙名，而將精神病患有形與無形地孤立在外，也讓精神病患因爲無法融合而衍生一連串的困境：沒有機會參與及觀摩社會化的過程、造成無法學習適切的社會互動與自主自立，進而變成家庭、社會的負擔；也因此加深了疾病汙名，使得病患更難融入社區，如此惡性循環。

更不容小覷的是孤立所帶來的寂寞。整個世界才剛走出新冠肺炎疫情的陰影，在那段期間曾配合防疫政策而被隔離的人，都曾經歷因孤立所帶來的包括寂寞等心理層面的影響[30]。爲期三年的疫情尚且有此效應，遑論長達數年、甚至數十年被孤立的精神病患所受到的深遠影響。學術研究已發現，長期的孤立與寂寞是導致過早死亡的風險因子之一[31]；學術研究也發現寂寞與精神疾病互爲因果：即部分精神疾病的症狀容易導致孤立而感到寂寞；然而寂寞也會導致或加深各種精神疾病（如憂鬱症與阿茲海默症），以及生理疾病（如糖尿病、心血管疾病、肥胖）或威脅健康[32]。因此精神病患不僅需要精神醫療的處置，也需要社會性的處遇，讓病患能有機會走出家門，接觸人群，以對抗孤立所帶來的不利影響。

尤其是未有穩定工作的住民回到社區後，需要有更多以社會心理層面爲主的社區復健服務方案可以參與，才能有效維護身心福祉，避免孤立與寂寞。因爲白天能做有意義的社會參與，才是生活。部分家屬也意識到安排白天活動的重要性，例如一位家屬早在住民準備從康家返家時，就擔心住民回家後會失去生活重心，一個人在家恐因生活空洞而故態復萌，浪費了這一段時間在康家進行精神復健的成果。由於康家結案時未提供轉介服務，家屬於是決定自己主動介入，積極與主治醫師討論，讓住民從康家返家後，白天得以進入社區復健中心接受服務。

對住民而言，白天參與復健及支持服務起碼可以建立起生活的規律、維持精神復健的成效，不至於讓生活脫序甚或功能退步。由於社交網絡的建構與拓展需要適當的平台作為參與的管道，而在復健與支持服務這種受保護、相對友善的環境中，住民正可以逐漸開展自己的社交生活、建立自己的關係網絡。因此，具可近性與多樣性的社區復健與支持服務至關重要。

這才是本來就應該有的樣子

從研究分析中可見，住民對社區生活的正向經驗與關係網絡的多元程度有關。住民藉由與他人互動往來，同時扮演著施與受的角色，能夠清楚且深刻地感受到自己的存在與價值，也重新在家庭與人群當中找到立足之地。

換言之，「回家」並不應僅止於將居所遷移到社區當中，「回家」的眞諦是在日常生活中，精神病患不會遭受異樣眼光，不會讓人避之唯恐不及，而是能有多元與多樣的機會與場合，和社區中的人、事、物，自自然然、稀鬆平常地交融。

一個三月的週末下午，湛藍的天空閃著耀眼的陽光。微風輕拂下，球衣繽紛的色彩在隨著快速奔跑所揚起的黃色塵土上交錯地流動著。球員的臉龐因淋漓的汗水而熠熠發亮。短促的呼喚聲此起彼落，隊友們極有默契地安排陣勢，準備下一刻的傳接或進擊。我即使只是站在場邊，也忍不住爲這場你來我往的足球戰況所深深吸引，時不時跟著鼓掌叫好。

這是嘉義市心康復之友協會從二〇一五年起推動的復康足球[33]。來自附近社區的精神康復者、康家住民，以及醫院日間與慢性精神病房的病友多達二十幾人齊聚足球場上，和社區人士與國小學童一起在教練的指導下練球，然後以各種組合來進行友誼賽。

當我聚精會神看著球場上的熱戰時，我感覺那是在週末呼朋引伴以足球爲休閒娛樂的任何一群人：這當中我看不到年紀、性別、身分頭銜、或生病與否的差別，我看到的只有一群足球愛好者。再將視線放遠，同時在運動場地的另一端，還有一群人在籃球場上廝殺，大夥兒都盡情揮灑、享受著歡愉的午後。整個畫面看起來是這麼樣地和諧自然、這麼樣地理所當然。

這才是本來就應該有的樣子。

我驚喜地發現，原來「社區融合」的圖像也開始在台灣的各角落出現。然而全面性「社區融合」的實踐，無法單靠精神病患、家屬以及民間團體獨力來達成，而需要更多政策和體制對社區精神復健與支持資源的挹注，創造參與的機會並且建立支持網絡的管道。接下來，我將統整研究中住民、家屬與工作人員的返家經驗，討論社區復健體制需要如何的建置與內涵，以營造一個促進社區融合的環境。

11 構築支持「回家」的藍圖

這三、四年來，我覺得他已經會自主表達很多他的想法、會存錢，他慢慢有自己的一個夢想，我覺得這是非常好的，只是說（該）怎麼樣去讓他延續（會）更好。比較是希望政府能夠幫忙，是不是營造一個環境，或者是一個能夠看得見的目標，就比較能夠做得到的這樣。——家屬

「回家」的意涵與挑戰

從前幾章分析住民、家屬與工作人員的經驗中，我們了解到：「回家」是回到被親愛的人接納、能在社會立足的狀態。而要能眞正「回家」，端視精神病患能否做到文化期待下的精神復元：成爲一個在他人眼中「有用的人」。

本研究中發現幾個案例，他們在個人努力與家屬支持之下，實現「回家」而在社區重新立足，但我們切切不能滿足於對個人英雄主義式的稱頌，而去忽略和掩飾問題的根源。能夠憑藉自己的毅力與努力，成功地融入社區生活的住民固然可敬，但這個過程不應該如此艱辛，也不應該只有這麼少的住民得以回家，因爲「回家」是理所當然的人權，是所有人都應享有充分資源與支持來達成的目標。

因此，我們應該回到故事的第一點，探究如何建置適當的社區精神復健體制。

住民與家屬在「回家」這個議題上需要有多項條件的配合，包括：康家能充分發揮社區復健功能、避免被誤用；患者在社區中能有適切的就業支持與居住選擇；患者能擁有社區融合與建立支持網絡的資源，做到身心與文化社會層面的復健，重新找到自己的定位；以及家屬能受到充分的支持與協助，讓他們無後顧之憂地接納患病家人回到社區。然而，我國目前的政策與眞正協助住民「回家」尙有距離。這些挑戰並非無法克服，仍有許多新思維與新做法値得我們進一步深思。

讓康家成爲眞正的「中途之家」

「返家」是社區融合重要的第一步，然而本研究發現得以離開康家、回到社區生活的住民，卻是少數中的少數。要讓康家扮演好「中途之家」的角色，發揮其協助住民回歸社區生活之復健功能，康家在實務與資源配備上必須能同時回應住民與家屬在返家準備上的需求。

從本研究的分析可見，住民的自發動機是成功返家的基礎。然而精神病患長期處於受限制、被管束的機構照顧環境中，容易消耗掉對自己未來有所想望的動力。因此康家工作人員不應被動等待住民表示，而是要認識精神復元的要義，相信住民的潛能，主動引導住民的返家動機，並積極與住民建立信任關係，在這層關係上鼓勵住民設立個人目標，並連結必要的社區參與或工作機會等資源，協助住民實踐目標。

同時，本研究發現，家屬的接納是住民回歸社區的關鍵之鑰。要化解家屬對於住民回到社區的疑慮，工作人員從服務之初卽應積極鼓勵家屬參與，提供疾病教育，協助家屬同步了解住民的進步，修復家庭關係並幫助家屬區辨保護與協助獨立的不同，以及提供社區資源相關資訊。工作人員評估結案時，平衡地考量住民與家屬個別的狀態與期待，盡可能連結社區復健服務或就業資源，讓住民在返回社區後能持續復健。

然而，要讓工作人員有餘裕從住民與家屬雙方面促成返家，康家的建置必須改革。康家須配置適當的人力與資源來實踐就業機會的開發與運用，並建立住民的社區支持網絡，以完備對住民復健的協助，以及進行家庭關係的強化與支持。同時康家評鑑重點也必須調整，不再僅檢視康家經營的作爲與服務形式「正確」與否，而是確實以康家能夠達成「中途之家」目的，成功結案作爲最重要的成效指標。

拼貼屬於自己的社區生活

進言之，「回家」不僅止於住民回到社區居住，而是過著豐富的生活。要達到這個目的，需要有七個區塊的建置，包括多元居住選擇、就業服務、關係網絡、家屬支持、自我健康管理、危機處理、以及友善社會。

這七個區塊環環相扣，缺一不可。能完整建置這七個區塊的體制，就好比給了精神病患一塊七巧板。這方正完整的七巧板再經過每個人的精心設計與安排，會出現一個個美麗、各有特色的圖案，而這也是社區復健體制的要義：讓每位病患都有足夠的資源與支持來依據自己的需要與喜好自由運用，建立起有意義的社區生活。以下我將從住民與家屬的處境出發，說明各區塊的精神與原則，並以他山之石[22]，介紹可以參考的模式。

多元居住選擇

從本研究可見，康家固然可以發揮「中途之家」的功能，但其機構式的照護模式與當代社區精神復健的精神大相逕庭。事實上，國際間早在三十年前逐漸淘汰爲精神病患設立中途之家這種做法。目前中途之家多半僅用於涉及司法議題或藥酒癮戒治、

[22] 本書附錄對「積極性社區處遇」、「個別化安置與支持模式」、「復康足球」、「精神會所」、「家屬精神健康教育方案」、「身心健康行動計畫」、與「紐約市降落傘計畫」有進一步的介紹。

仍須密集戒護之對象。即便如此，中途之家作爲監控與隔離之政治工具的效益，遠大於實質協助居民復歸社區之本意，而仍飽受評議[34][35]。

因此，就算我國一時無法揚棄康家，也應開始積極拓展多元的社區居住。但社區居住還有哪些可能性呢？歐美國家在居住服務類型的討論中，時常分爲內建支持居住模式（supportive housing）與外加支持居住模式（supported housing）[36]。前者以復健與訓練爲目的，由團隊或工作人員進駐於居所提供相關服務並進行管理。入住者必須接受服務，中途之家就是其中一例。後者則爲前者的反動：外加支持居住模式肯認居住爲基本人權，不應附帶其他目的與條件，並強調提供的是一個永久的住處，即居住者得以「選擇、獲得和保留」符合其所好的居所[37]。換言之，外加支持居住模式將復健與居住區隔開來：以居住爲優先，再由居住者視其需求，自主選擇所需的支持與服務[38]，也因此這一類服務並無團隊或工作人員進駐於居所之中。此模式的住所可以是任何地方的社區住宅或是社會住宅。本書出現的社區家園，如果經營者能忠於「居住優先」與「居住者自主」的原則，就可以算是外加支持模式的一例。

由於如康家這種內建支持居住模式容易淪爲機構化的場域，我們需要的是爲精神病患提供更多外加支持模式的多元居住服務。從本研究中可以發現，缺乏社區居住選擇讓已經穩定、具自立生活能力的精神病患只能長期滯留在康家或慢性病房，家屬也會因爲各種考量而未必能把家人接回同住，因此若有多元的居住選擇，最起碼讓住民有機會脫離機構式照顧，展開自由、自主、自立的生活。住民展現自立能力後，或許可以順利返家，又或許住民就此建立起自己的家庭。

事實上，只要居住服務體制健全，多數精神病患也不會有入住康家的需要，而是可以從醫院直達社區，即使是症狀較爲複雜的思覺失調症患者也做得到[39]。這是因爲一個舒服、安定的居住環境本來就具有療癒功能，再加上個別化的支持服務，就更能協助精神病患邁向復元。

然而什麼樣的「外加支持」，才能達到如此效益呢？美國的「積極性社區處遇」（Assertive Community Treatment, ACT）方案[40]可作爲示範。相對於我國目前只有家屬支持在社區中的病患，「積極性社區處遇」方案由社會工作、護理、醫療、職能治療等專業共組的行動團隊即刻接手，以彈性、隨時可進行外展的工作模式，直接在社區中提供服務。依照個別病患的狀況，團隊中各個成員分工並同時滿足這位病患在社區穩定生活之所需，也因此服務項目可能包羅萬象：協助病患安頓於任何形式的社區住所、提供精神復健、服藥協助，以及培養獨立生活所需能力，如家務整理、金錢管理、找工作等，都由這個團隊一手包辦，無須家屬負擔。由於此方案對病患提供密集的服務，且無預設服務期限，對於回到社區但症狀仍起伏不定的病患，就能提供有效的協助。

此外，與一般人搬家時的考量相同，住民在回歸社區時在意的也是經濟負擔與居住品質。因此當社區居住選項是住民負擔得起的、且生活上仍有人可協助，但較爲自由也較能自主時，住民多半會躍躍欲試。而家屬對於搭配有充分支持的多元社區居住選擇也充滿企盼，期待這樣的安排能夠成爲照顧住民的替代資源。當家屬不用再擔任天天嘮叨或煩心住民吃藥、生活作息管理等瑣事的「照顧者」角色之後，作爲住民情感與社會支持之「家人」角色，才有契機出現，而這也才是家屬對住民最重要的意義[41]。

就業服務

第二塊板子是就業服務。「安居樂業」是你我也是精神病患的終極願望。從研究中可見，對住民而言，就業與居住選擇緊密連結。然而，目前我國的就業服務體系卻經常無助於精神病患達成就業，難道就沒有更好的做法了嗎？

有鑑於階梯式就業服務模式的缺失，過去三十年間，歐美國家不斷尋求替代方案，其中又以「個別化安置與支持模式（Individual Placement and Support, IPS）」的成效最受矚目[42]。「個別化安置與支持模式」是由精神復健與就業服務合組之跨專業團隊來提供服務。就業專員是團隊的核心人物，他會直接帶著就業者進入一般職場，提供一對一從就業安置、職場輔導到後續支持連續不斷的服務。這連續性的關係，有助於就業專員對就業者特質的了解，以及彼此的信任，也能在充滿挑戰的過程中，讓就業者有可信賴的支持，提高穩定就業的可能性。這個時候如果就業者需要改變門診時間、調整藥物用量以因應工作需要、與家屬溝通可提供的支持、備置服裝儀容、職場中的協助以及長期支持的安排等需求，就業專員會將這些問題帶回專業團隊討論，由團隊中各專業平行分工，即時且全面地一起回應與滿足。

「個別化安置與支持模式」的做法可以適當地回應多項住民與家屬在就業方面所經驗的困難與挑戰。例如：住民必須按部就班地先完成職能訓練再進行就業服務，造成住民必須長時間停滯在自己沒有興趣、工資低微，又對於未來就業之準備沒有實質助益的工作訓練項目上。又或者遇見轉銜的斷裂，導致前功盡棄。而「個別化安置與支持模式」強調的是就業動機。只要有就業動機，不論職能程度，就業專員會與就業者共同討論、決定進行的步驟，依其偏好有計畫地發展工作機會。個別化的過程無須制式的工作訓練，而是直接協助就業者進入競爭性就業市場後，再就地培訓這個工作所需要的技能。又例如住民經常在就業過程中受藥物作用或症狀起伏影響工作穩定度，卻又求助無門，只得承受再度失業的窘境。在「個別化安置與支持模式」中，就業專員因為親力親為，在長期互動與了解的基礎上，容易對就業者不同於平常的狀態有所警覺而能夠提早介入。即使無法預防負向發展，整個跨專業團隊也能及時提供支持，降低惡化程度或協助與雇主溝通。同時早已熟悉住民狀況的就業專員和支持團隊也能瞻前顧後、適時地協助就業者，除養成工作相關的常規與技術之外，也培養做好疾病管理的能力，如規律就醫、因應症狀起伏的方法等。無預設期限且連貫性的支持，也回應本研究中受訪者對長期支持的期待。

關係網絡

不論是否有工作，精神病患社區生活的豐富性來自有意義的社區融合，並藉這些機會建立社區支持，如此才能在社區中結「伴」同行，逐漸開展生活。例如一位剛入住社區家園的住民，除了與家園的工作人員每週固定碰面之外，還不時邀請康家的朋友或家園的工作人員一起逛街、去夜市。依循著住民的興趣，家園的工作人員慢慢引介住民參加社團，讓他擴大生活圈。住民不但規律參與社團活動，也逐漸在其中扮演重要角色，建立自信。隨後住民開始跟家園的工作人員提起參加職訓和找工作的意願，希望能獲得協助。從中可見，住民的社區適應需要的不是「指導」或「服務」，反而是一股自然的支持力量。當住民感受到支持，也較可能培養出接受進一步挑戰的勇氣。

從此類分析可見，對住民而言，有意義的支持往往是建立在關係之上。關係當中有著彼此的了解、接納與信任，才能將這樣的關係化爲支持前進的動力。一如本研究的結果，在家人親友之外，關係建立可以專業人員爲對象，但受彼此相對角色的影響，不免會有權力不對等的現象。因此更難能可貴的是脫離「服務接受者」的身分，平等地與人建立起「夥伴」與「同儕」的關係。而要促成如此關係的建立，則需要適當的環境與設計，尤其是以「群」爲主體的模式更值得鼓勵。以「群」爲主體的模式，強調群體的每一分子可以平等地與其他成員進行網狀的連結與相互承擔，不像既有服務模式中是以專業人員爲主要的協助來源與互動對象。群體中的每一分子各有其角色，也有其被需要之處。換言之，當自己的善盡職責對群體有實際效應時，最能感受到自己存在的意義，也最能夠建立起成就感與自信。以「群」爲主體的模式，利用「群」的力量來形塑個人對自己的認識，也建構其自我認同。

戶外的球類運動是其中一例。如同一般大衆從事體育與休閒活動以利身心健康，文獻也支持活躍生活對精神病患的重要性，尤其是參與運動體育項目。文獻記載團隊合作的運動如足球，對精神病患在體能、社交、心理等諸多層面的深遠影響，更能增進身心健康[43][44][45]。將足球發展成精神疾病處方的義大利精神科醫師儒洛（Santo Rullo），闡述足球發揮療癒功能的要義：在足球場上奔馳，能促使神經傳導物質「腦內啡」釋放，讓人感到快樂，有助於對抗焦慮和憂鬱。再者，在足球隊中，每個人都有自己的角色，球員間的互助情感和恪守規則一樣重要。當一個曾飽受孤立和排斥的人加入足球隊，會讓他們有機會學習如何在社群中生活，以及如何與社群融合互動[46]。

前一章我對康復足球隊員的觀察，呼應了這一點。球場上每一位球員都全神貫注，任何策略，小至球的傳接，都立基於團隊默契：傳與接的兩頭都需要依賴、信任對方。如球員所言：「有接到球就是好球」——即「好球」靠的是雙方各自盡到本分，每個人都很重要。球員間的支持更延續到下了球場之後。練球成為擴展社交網絡的管道，彼此在這條讓自己更好、更健康的路上相互勉勵。

另一例以「群」為主的模式是精神會所（the Clubhouse model）。精神會所營造出以工作為取向的社群（working community），讓參與者創造復元經驗。加入會所者不再是「病患」，而是「會員」。會所尊重會員自主，包括由會員自行決定出席會所的時間、頻率、所欲參與的內容等。會員來到會所不是來接受服務，而是參與「工作日」（work-ordered day）。透過任務分組，會員與工作人員，或會員與會員一起肩並肩、共同負擔維繫會所營運所需完成的決策與工作，如做餐、行政事務、活動設計與執行等。參與這些工作讓會員有機會展現既有能力或學習新的能力。同時，會所工作項目完成的品質會有具體的效應，例如可口的餐點可以讓所有人大飽口福，這會讓會員獲得有實質意義的回饋，也因此可以眞切感受到「被需要」與自身的價值。

在精神會所這個社群中，會員有機會透過眞誠的互動，自然地結交新朋友，擴大社交網絡，而常被視爲破除社會隔離的利器。同時因爲同儕生命經驗的分享，也容易出現「有爲者亦若是」的正向模仿效應。此外肩並肩工作讓會員與工作人員之間建立相互了解與信任的夥伴關係。透過這層關係，工作人員更能引導與協助會員設定個人目標、進行自我挑戰，包括完成學業、進入職場、實現人生願望清單的項目等等。這樣的過程與成就，讓會員有機會重新認識自我，也看到自我成長[47]。

同樣是以「群」爲主的概念，在上述模式之外，精神病患更可以形成屬於自己的自助團體或組織，以相互扶持的方式來爲精神病患的需求找到合適的滿足方式，展現群體的自主性。尤其當任何一項「天賦人權」都需要靠自己和理念相同者一起爭取才能獲得，自助團體與組織更扮演著重要的角色。縱觀歷史，處於社會弱勢的人群，都是靠著由下而上的草根力量，才逐步改變所屬群體的處境。因此積極的公民參與，不論是自組同儕團體或參與既有的倡議行動組織，都是重要的一步。

家屬支持

除了提供資源給精神病患，一路相隨的家屬也需要支持。雖然法令與社會都期待家屬負起照顧和保護病患的責任，但家屬經常在醫療體系中受到孤立、也得不到照顧家人的完整資訊。缺乏衛教資訊，家屬被迫只能處於被動狀態，一旦家人病況發生變化，常常措手不及。當我訪談家屬時，不時會有家屬把握機會反問我精神疾病或相關資源的訊息，可見家屬對資訊的渴求。

從基本做起，醫務人員在治療病人的過程中，應積極與家屬溝通，協助他們有效地參與照顧。除了囑咐家屬要叮嚀病患吃藥之外，關於家人的診斷、疾病的特質以及如何與家人互動，也應提供說明與建議。同時醫師可善用家屬對病患朝夕相處的觀察，作爲評估患者病況的參考。

除此之外，家屬精神健康教育方案（Family Psychoeducation）[48]更是針對家屬的需求來設計的系統性課程，內容包括認識精神疾病與治療方法，辨識預警徵狀、危機處理、預防復發和相關資源等資訊，也包括與生病家人應對、溝通、問題解決或設定目標的技巧，以及家屬自我照顧與壓力管理的訓練。這樣的方案除了滿足家屬在提供照顧上的需求，也因爲有了這些知能，家屬不再用無效或具傷害性的方式來與患病家人互動，而對家人的病情有正向影響。尤其研究一再發現，家屬精神健康教育方案有助於減少思覺失調症患者的復發，可見支持家屬可創造多贏[49,50]。

此方案可由家屬同儕來帶領，其中又以美國全國精神疾病聯盟（National Alliance on Mental Illness, NAMI）推廣的「家屬對家屬教育方案」（NAMI Family-to-Family）最爲經典[51]。由家屬來帶領更能從家屬的角度出發，強調精神疾病對整個家庭的影響，以及如何在疾病影響下維持家人關係。家屬帶領的團體得以創造相互了解與共同支持的環境，除了讓有類似經驗的其他家屬獲得同理與接納，家屬也能透過分享自己的經驗而對其他家屬有所貢獻。更重要的是：參與的家屬能深刻體會到自己並不孤單，在其他家屬的陪伴下一起前行。

此外，如同精神病患能透過自助的型態更全面地互助並參與社會行動，家屬若能形成自助團體或組織，將更能發展出有力的相互支持，並爲共同的需求發聲。例如美國全國精神疾病聯盟就是由家屬互助團體所發展起來的草根組織。同類型的團體在各地方逐漸擴展，並發展出各州的辦公室後，全國性的精神疾病聯盟成爲無法被忽視的一股政治力量。聯盟不但是精神病患社區復健、復元與人權相關政策與資源爭取的重要推手，也透過家屬的現身說法進行社會教育，讓社會大衆對精神疾病與家屬經驗有更眞切的認識，消弭精神疾病汙名引起的社會障礙。

自我健康管理

回到社區的住民要維持得來不易之居住、工作與生活的穩定，就要能有效管理自己的健康狀況。如果做不到這一點，就可能頻繁出入醫院，甚至失去一切，讓自己感到挫折，也讓家屬擔心。工作人員以一位可以在社區獨立工作、生活的住民爲例，他無法對自己的健康做到最好的照顧，尤其是他的酒癮不但干擾藥物作用和精神症狀的穩定性，也可能引發其他疾病，或在酒醉中跌倒受傷而導致須長期安置，使一切努力功虧一簣。部分家屬也有類似的擔心，尤其是有些藥物有變胖的副作用，家屬希望家人能學習到良好的飲食習慣，做好自我的身心健康管理，才能對人生有更進一步的盼望。

要維持良好的生活習慣並做好自我健康管理並不容易，但也是有系統性的做法可以參考。「身心健康行動計畫」（Wellness Recovery Action Plan, WRAP）是其中一例。這個由受過培訓的同儕來帶領的模式，讓精神病患透過持續的自我觀察，找出健康狀態的規律，以及會造成偏離正軌的因素，從而制定出行動計畫來維持身心安適與穩定，也預先規劃在危機發生時如何啟動支持，並將危機對常態造成的干擾降到最低。

「身心健康行動計畫」的要件包括，裝配屬於自己的身心健康工具箱，以及完成六個行動計畫項目[52]。所謂的「身心健康工具箱」，是將自己願意採用、也唾手可得的各式各樣對自己身心健康有益的活動彙整出來，作爲後續計畫執行時的資源。行動計畫則包括對自己日常保健活動的規劃、找出自己的壓力源、辨識疾病惡化早期的預警訊號並做及時預防、病情開始發作時的應對作爲、危機當下的處理計畫、危機過後回復到正常生活的安排等六大部分。

「身心健康行動計畫」全然以病患爲中心，透過預做計畫，讓患者能自行設計日常生活的安排與危機情境的處理，藉此擺脫過往那些無濟於事的行爲模式。此方案鼓勵病患提升自我認識與行動的知能，這也等於將掌控權回歸病患，由自己來決定生活的大小事。做這個計畫的同時，患者也得以盤點個人資源，建立支持網絡，讓自己信任的親友更了解自己，並協助自己達成目標，這正呼應了研究中住民與家屬不願再無奈地被精神疾病擺弄的期望。

危機處理

除了個別精神病患所能做的自我健康管理之外，社會體制也應更新危機情境處理的手段。本研究發現，當危機出現時，住民與家屬的處境普遍相當艱難。住民在症狀籠罩下，往往感到恐懼、絕望、失去自我控制；家屬也感到無助、害怕、不知如何是好。終於決定求助時，前來協助的警消或醫護也因沒有更好的策略可以應付這高漲的情勢，只好無奈地以壓制、束縛等粗暴的方式對待，使得住民不得不激動地反抗，家屬在一旁目睹既心碎又無助，救護人員也可能在衝突之中受到傷害。除了這種「三輸」的手段之外，就別無他法了嗎？

危機處理首要之務就是減少危機發生。受訪家屬希望平時就有實質的關懷與諮詢服務，好在惡化跡象出現之始就能及時反應。偏鄉地區因爲危機處理的資源有限，更需要加強這樣的服務。但是導致精神症狀起伏的因素非常多元：生活規律或樣態的改變、壓力、季節轉變、藥物調整、身體健康狀況的改變等，都可能產生影響，換言之，危機無可避免。與其以目前硬碰硬的方式面對，不如嘗試「軟著陸」的做法，而「紐約市降落傘計畫」（Parachute NYC）卽是以此爲目的的方案[53]。

「紐約市降落傘計畫」採取的是團隊服務。這個團隊除了專業人員之外，還包含病患同儕，希望借重他們類似的生命經驗，在危機時刻提供同理的支持。此方案提供專線電話讓任何感受情緒壓力的人，不論其危急程度，能有機會與同儕接線者討論、獲得支持。其次，病患可以在危機未發生前就開始接受行動團隊服務。團隊會邀請病患及至少一位家人或親友，一起形成支持網絡，並舉行網絡會議。會議強調用尊重所有參與者觀點的方式來討論病患面對的議題，實踐坦誠與務實的溝通。

整個支持網絡的運行會隨著病患的健康狀態及需要做調整，例如危機發生期間，開會頻率就會增加。在危機當下，病患可選擇入住計畫配備的危機喘息中心，暫時離開原來的居住環境，全天候皆有團隊人員可以予以協助。患者或許在喘息中心就度過危機，又或者會需要進一步的醫療協助。但此時的入院因爲有入住喘息中心的緩衝與觀察，會是個從容且理性的自主決定。

由此可見，相對於本研究中住民與家屬面對疾病與危機無助的經驗，整個「紐約市降落傘計畫」模式的可貴之處，在於眞正實踐以患者爲主體、含納家屬爲團隊成員，並以務實、尊重的態度協助處理危機。如此的安排也可大大降低所有相關者在危機期間遭受不必要傷害的可能性。

友善社會

在住民憑藉自發動機努力回到社區，家屬也積極支持住民的同時，他們也衷心企盼社會能助他們一臂之力。然而住民、家屬在與相關單位或社會大眾互動時，都不乏被惡意對待的經驗，這些多半來自一般人不了解精神疾病或受疾病汙名影響，導致住民回到社區生活充滿困難與挑戰。

從本研究的經驗看來，住民與家屬最常、也不得不接觸的醫療復健體系，卻也是經常帶給他們創傷的地方。這是因爲專業人員只專注於「病」，看不見患病的「人」。例如一位住民就曾因工作人員不願意正面回應他想要返家的心聲，他因不知如何更清楚表達而焦燥不安。但工作人員竟然將因溝通不良引起的焦慮歸因爲住民的病情加重，討論起是否該將住民轉入急性病房，險而讓住民離返家的心願越來越遠。同時，專業人員也須檢視自己受到精神疾病汙名影響的認知與作爲。學術研究發現，精神病患與家屬受到專業人員歧視性的對待，包括斷言精神病患無法帶病好好生活、以輕蔑的態度回應患者與家屬分享的生命經驗，並認爲沒有必要跟他們討論專業知識等[54]。本研究中的家屬也曾經歷未能從醫護人員這裡得到資訊或協助，反而被忽視，甚至受到揶揄。又如家屬感受醫師似乎輕視他們對病患的了解與觀察，甚至就片面的資訊去論斷家屬的作爲不當。然而事實上如前述研究分析所示，患者和家屬都需要專業人員——尤其是精神科醫師——的建議，也願意信任並與之配合，因此專業人員更需要肩負起營造友善環境的責任。

同樣的，學校的教學與行政人員也應提升對精神疾病與相關資源的認識，在學生學業表現出現變化，或人際關係出現問題時，避免輕忽或誤判，讓患病的學生盡早接受協助。又如在危機狀況時出面協助的警消人員，也須強化精神疾病與相關資源的教育，尤其是本研究中就有警方未能分辨精神症狀與藥物濫用反應的事例。倘若警消人員有適當的教育訓練，對舉止異常之民眾能夠充分評估與應對，並連結資源提供協助，進一步同理精神病患的狀態與家屬的處境，在危機處理時，才能以大事化小、小事化無爲目標，避免無謂地擴大衝突。

除了上述體系人員知能的提升之外，住民與家屬的經驗也反映出社會大眾對精神疾病之認識以及對患者與家屬之態度的影響力。尤其是曾經束手無策、不知所措的家屬呼籲政府應帶頭做精神疾病與精神衛生的宣導與教育。他們期待有一個互動平台或諮詢的管道，讓病患、家屬、潛在雇主與社會大衆能容易取得相關資訊。本研究中就有住民一時在職場表現不如預期，恰巧該雇主的女兒從事精神衛生相關工作，及時介入、鼓勵雇主繼續僱用，才讓住民保住工作，不但度過危機，住民也順利在該處持續就業了好幾年。由此可知，正確的理解對於創造精神病患友善環境的重要性甚鉅。再者，他們也期待政府積極、及早進行學校教育的扎根工作，讓所有的青少年及其家庭都能了解精神衛生的維護與精神疾病的特質，以期能發揮預防與早期發現的功效。

然而即便政府有完善的政策和措施，友善社會具體實踐的責任依然在你、我身上。一路聽我述說、來到此書末了的你，也是這七巧板中的一塊。希望你透過這本書能對精神病患與家屬的經驗有新的，也是「心」的了解，並將這份了解以你的行動化爲關懷與支持的力量，讓住民的「回家」之路也有著你的祝福。

12 後記：這些故事不能只有我知道

我來接受（訪談），是……跟自己那時候的一個總結吧！我也想把我的想法跟教授講，或是妳寫在論文裡面的話，（表示）至少有個人是有這種想法的。——住民

研究說明

本書撰寫的資料來自一項名爲「探索康復之家住民之返家歷程」的研究。這項研究獲得科技部人文社會科學研究中心專題研究計畫之補助，研究期間自二〇一八年八月到二〇二一年一月，研究設計經某大學研究倫理委員會審查通過。

研究參與者

我在這個研究中訪談了住民、家屬與康家工作人員三種對象。

首先住民的招募是由康家社工師聯繫已結案的住民並代爲邀請參與研究，最終同意參與、完成受訪的住民有十位。這十位當中有四位女性、六位男性，年齡從二十八歲到五十四歲不等，平均年齡爲四十二．四歲。就疾病診斷而言，有六位思覺失調症患者、三位情感性精神病患者及一位器質性精神病患者。受訪時，他們都已離開康家、在社區生活起碼有四個月之久，最長達五十八個月，平均爲二十七．六個月。其中有五位返回原生家庭、三位自組家庭（包括住民結婚成家或與親密伴侶共同生活），以及二位入住社區家園。訪問當下有五位無工作（其中三位曾有全職工作經驗）、二位協助家庭的營生工作，以及三位有全職工作。

家屬訪談的安排則是經上述受訪住民同意後，由康家社工師邀請與該住民在生活上有直接互動之家屬。經此程序同意受訪的家屬有八位，當中有六位母親，一位父親，以及一位手足。家屬的年齡分布爲四十六歲到八十五歲，平均年齡爲六十五歲。

受訪之工作人員來自研究場域的康家，並以滾雪球的方式邀請鄰近區域的康家工作人員，共有十一位。當中有四位康家負責人，三位專任管理人員，二位社會工作師，一位臨床心理師，一位職能治療師。他們在精神及心理衛生領域的工作經歷從十七個月到二百六十九個月不等，平均爲十一年多（136個月）；在康家工作經驗則起碼有六個月之久，最長達十年（120個月），平均爲近五年（58.9個月）。

資料收集

研究資料則是透過我親自執行的個別訪談與焦點團體兩種方法取得，每一位住民、家屬與工作人員至少受訪一次。住民是返家歷程的主角，因此我特別希望從與他們的訪談中了解回到社區生活的第一手經驗。我請住民分享他們來到康家的背景，以及在返家議題上的經驗與心路歷程，包括返家的起心動念，返家準備，返家初期的調適過程，及返家後的生活，情緒與心理狀態，與社區方面的適應及運用資源或遭遇阻礙的狀況。

此外，在與每一位住民完成第一次訪談之後，我再次徵詢該住民的意願，請他在接下來的一段時間裡，收集或拍攝對他社區生活有所助益或造成妨礙的人、事、物的照片，然後我再與他進行第二次訪談，聽取照片中的故事。會有如此安排是因爲我所設計的訪談大綱或許會受限於我對住民社區生活面向的想像，而未能觸及他們生活的各種面向。但藉由住民自行提供的照片作爲媒介，在第二次訪談時確實豐富了我對住民多層面社區生活之深度與廣度的了解。

在歷程中與住民相隨的家屬觀點，亦不可或缺，尤其住民「回家」必然也帶動家屬方方面面的改變。因此我請家屬分享精神疾病來襲後陪伴生病家人的經驗、來到康家的因緣，當住民想要返家時，他們的想法與準備，住民返家後他們初期的調適過程，及住民返家一段時間後他們在生活、情緒、心理與社區等方面的適應狀況與面臨的挑戰。

康家工作人員是返家歷程的重要推手，因此我請教工作人員有關康家住民返家所須關注的面向，包括住民返家的評估工作、功能訓練、返家所要安排的準備與聯繫，以及住民返家後的追蹤等。他們也分享各種不同個人與家庭狀況的案例，豐富了我對康家住民返家之挑戰的認識。同時，我也從工作人員的實務經驗分享中探索影響「回家」議題之體制面與社會面的因素。

在我完成訪談的初步分析後，我透過兩場綜合三方觀點的焦點團體來徵詢與會者對分析結果的回饋與建議。兩場焦點團體共有十一位參與者，包括結案與現任住民與其家屬各一位，以及七位康家工作人員。與會者除肯定分析結果的重點，也針對家屬連結、外宿、工作人員在返家議題上的自省與準備等主題做進一步的討論。

以上各項研究活動共累積約2,400分鐘的錄音紀錄，這當中除了受訪的住民與家屬外，也在訪談與焦點團體討論中收集到其他回到社區之住民，以及因種種因素未能返家之住民的事例。

資料分析

在我的研究助理將訪談與焦點團體之錄音檔皆製成逐字稿後，我以NVivo Pro 11軟體來輔助逐字稿的整理。由於「康家住民回歸社區」仍是個有待探索的社會現象，我採用傳統式內容分析法（Conventional Content Analysis）[55]。此方法遵循歸納類別發展法則（inductive category development），由研究者直接從原始資料中進行概念編碼，而非引用既存的概念架構或理論，如此的分析取徑能反映出研究參與者之觀點與經驗。

傳統式內容分析法可進一步根據概念編碼之間的關係或相關性來建立概念層次與發展分類，最後再透過概念類別之間的比較分析來做全面性的統整，組織出將社會現象抽象化的研究結果，以利學術上的討論。透過這樣的分析過程，我曾將不同主題的研究結果在國內外數個學術研討會分享，也在期刊論文上發表。這些發表的準備以及在發表過程中所獲得的回饋與建議皆對本書的構思與發展有相當大的助益。

寫一本給大眾的書

不能不說的故事

既然我已有多重管道分享這個研究成果，又爲何想寫這一本書呢？在展開訪談之後，我很快地認知到我所收集到的諸多故事，是在被吵得沸沸揚揚的精神疾病與社會安全議題背後、不爲人知的一面，而且這些住民與家屬切切實實的生活，與社會對精神病患偏頗的認識有著天壤之別。尤其在有幸拜訪隆達跟品妍的家（請見第九章），了解他們如何在面對外界加諸之種種挑戰與阻礙下，一點一滴辛苦經營屬於自己的天地之後，我深刻體悟到：這些故事不能只有我知道，它們不該是繼續沉默的事實。如果沒有機會讓社會大眾得知他們的經歷，就沒有機會深入探究我國社區精神復健根本的問題，更無法解決數以萬計的精神病患與其家屬的困境。

然而學術論文所能觸及的讀者有限，且受制於篇幅，學術語言所要求的精要造成高度抽象、概念化的表達，缺乏完整陳述情節與脈絡的空間。此外，彼此相關的主題若各自以單篇論文發表，將因零散而難以建立起整體性的了解。因此，我向科技部提出「回家：精神疾病患者從康復之家返回社區之路」的學術專書寫作計畫，希望可以藉著寫書來充分反映住民、家屬與康家工作人員在「回家」這個議題上的經驗，同時從具體事例來深入剖析個人、家庭、社區與社會文化等各層面如何影響住民返家的歷程。

寫作上的調整

雖然我很清楚自己想要寫的是一本給大眾的書，但是我並不確知怎麼樣的寫作方式才適合大眾閱讀。一開始的寫作像是闖入一個陌生的國度，完全失去方向感。我在嘗試不同的書寫時，經常處在前不著村後不著店的茫然中。累積多年的學術寫作經驗不但一點也幫不上忙，過往熟悉的思維框架更成爲必須排除的干擾。

因此我很感謝晏甄編輯的指點，協助我找到最後定調的寫作風格：不同於學術論文理性的表述，寫給大眾的書要能聚焦於住民、家屬與康家工作人員經驗中細膩的心境轉折，呈現他們想法背後的深刻考量；同時身為作者的我，需要在書中適時的「現身」。

朝著這個新的方向，我大幅調整寫作方式。在我已將研究資料系統性分類編碼的基礎上，我進一步統整出與返家議題有關的主題，作為此書的架構。此外，為了讓本書內容更為平易近人，不同於學術論文以抽象論述為主、事例為輔，我在書中讓分析結果的概念架構隱退於背景，轉以細膩的敘說讓文本中具體事例成為主角。同時為了做好「說故事」的工作，我不依賴直接引述參與者在逐字稿中的話語，而是由我詮釋後再述說。

但這詮釋的過程，卻是寫作中最耗費心力的部分。詮釋研究資料不同於隨心所欲地撰寫，也不該草率行事而粗暴地扭曲了受訪者的表述。為了精準掌握受訪者的經驗，我發現我必須走進逐字稿的字裡行間，設身處地、仔細推敲受訪者在敘述背後所隱含的意涵和心境。我在一個個參與者的訪談文字當中進行了一趟趟嘗試感同身受的同理之旅，也在這些表面看似不同的生命經驗中，發現共同反響的核心——住民盼望重新立足於社會而努力希望成為「有用的人」；家屬雖然精疲力竭想要放手，卻對未來感到憂慮而陷入無法放心的糾結。

以「策展者」角色呈現觀點

本書在寫作上還有個刻意的安排，即觀點的處理。這本書涉及五種觀點：除了住民、家屬與工作人員三方的觀點之外，尚有文獻的觀點以及我個人的觀點。這五種觀點雖然都沉浸在同一個社會現象當中，卻分別來自不同的立場與發展的歷程，不但不應混爲一談，反而正是因爲個別觀點間的差異才促成「議題」的產生。在這本書中，我選擇以住民、家屬與工作人員三方的觀點爲主，並在不同的主題中刻意區分三者；而在呈現三個主要觀點時，則盡量收斂文獻與我個人的觀點，僅作爲背景說明或資訊補充。我盡力如實呈現住民、家屬與工作人員各自的觀點與立場，即便有些與我個人的觀點與立場不同。

在這個前提下，我將自己定位於類似「策展者」與「導覽者」的角色。我將研究分析結果重新組織，建構出各有主題的篇章。再以我設計的思考路線，引導讀者一一探索住民、家屬與工作人員三方的觀點與經驗，藉此了解從康家返回社區的相關經歷。而我在書中刻意現身之處，則是希望讀者能透過我親臨現場的視角，對相關情境能有更深刻的感受。

我必須坦言在改變寫作風格之初，我心中充滿著焦慮與不安——當我產出的不再是抽象深奧的論述，而是常民語言的述說時，我還算是個「學者」嗎？這種「學者身分」因述說的是有溫度的故事而受威脅的不安全感並非僅我獨有。布朗（Brené Brown）博士於二〇一〇年在TED論壇中，以「脆弱的力量」（The Power of Vulnerability）爲題的演講[56]中，開門見山地肯認這種尷尬背後的掙扎；藍佩嘉教授在分享她公共書寫的經驗時，也提到身爲學者自然而然會有的被學術圈肯認的渴望[57]。然而在此書即將完稿付梓之際，我卻有不同的領悟：以故事述說手法撰寫的書，非但不損其學術價值，反而有助於成全知識傳布的使命。而有學術研究作爲後盾的故事，相信是更貼近故事主人翁實際經驗的述說。

心願

作爲一個研究者，在過去二十多年來，我經常感到誠惶誠恐：我何德何能可以有這樣的機會獲得研究參與者的同意，走進他們的經驗世界中，聽他們分享生命故事。我僅能以嚴謹的研究以及忠實呈現他們的故事來回饋這份殊榮，但求未辜負受訪者對我的信賴，以及他們對我真誠且慷慨的分享。我也以誠懇的心邀請各位讀者一起來了解精神病患及其家屬多重層面的故事，期許故事的傳誦能發揮重塑理解的力量，建立起台灣社會對精神病患及其家屬多元的認識。

附錄　他山之石

在附錄中，我將進一步介紹「積極性社區處遇」、「個別化安置與支持模式」、「復康足球」、「精神會所」、「家屬精神健康教育方案」、「身心健康行動計畫」與「紐約市降落傘計畫」。我會說明各服務模式的源由、宗旨、實務操作、相關研究結果與推廣運用，也會簡要說明部分模式在我國引用的情形。

同時，這些模式也有一個共通點：它們都是由實務工作者、精神病患和家屬本身在發現問題或面臨困難時，自己積極主動開展的應對策略。他們不斷嘗試與修正做法來改變現狀，而非被動地等待政府下達指令才有所動作。當發展出有成效的模式時，他們向行政單位大力倡議，爭取資源推廣這樣的模式。如此由下而上發展出的服務模式，才能眞切地滿足需求、解決問題。我希望借鏡這些他山之石的發展過程，能解放積累在我們生命經驗或實務經驗中的改造能量，創造屬於台灣的解決方案。

積極性社區處遇(Assertive Community Treatment, ACT)

「積極性社區處遇」方案是因應美國一九六〇年代開始之「去機構化」運動而生。一九七〇年代初期，一群在威斯康辛州麥迪遜市門多塔公立精神病院(Mendota Mental Health Institute)工作的專業人員，眼見離開醫院的病患，因在社區面臨諸多挑戰，卻沒有支持資源，使得病情再度惡化，不得不再回到醫院急性病房。面對這樣的困境，他們集思廣益創造新的第一線服務模式[58]。

積極性社區處遇方案的目標，在於增進病患的社區適應能力，減少再度入院，並維護病患「全人」發展之可能性。其工作重點在於降低精神症狀的干擾，提高病患的自尊和生活滿意度。爲達成目標，此方案是由包含社會工作、心理、護理、醫療、職能治療等跨專業團隊來提供服務。方案的「積極性」展現於專業人員因應每位病患的個別需求，隨時可到社區中病患之所在(如住家、休憩場所、職場等)，親自提供他們所需要的、任何形式的支持與訓練。這個方案是由整個團隊一起負責全部個案，且專業人員與個案的比例不會低於一比十，以因應案主多樣性與高密集度的需求[59]。

我曾有機會從旁觀察此團隊一整天的工作。首先，團隊成員會固定召開晨會，一一唱名並確認所有案主目前的狀況，整理出當天需要外展服務的案主與事項。團隊的服務事項無所不包，例如：帶案主到自助洗衣店，示範並訓練案主使用洗衣機；帶案主熟悉去藥局領藥的路線，並訓練如何搭乘大眾交通工具；爲協助案主布置新家，團隊成員會帶案主到園藝店買盆栽，並熟悉社區環境；或跟案主約在圖書館，用公用電腦協助案主撰寫求職履歷等等。會議中也即刻做成團隊成員的分工，待討論一結束，所有人員鳥獸散，各自去完成所分配到的任務。團隊也固定在一天末了再次聚會，分享當天分頭服務的狀況。

讓我隨行觀察的社工，她負責拜訪一位跟團隊通報住處廚房水槽漏水的案主。當我們停車走近案主住處時，社工憑著她的經驗，指著沒有拉上厚窗簾的窗戶告訴我，這表示今天案主的狀況平穩。案主來應門時，社工跟案主介紹我，我則和案主握手致意，案主又驚又喜。事後社工跟我解釋，這位案主尚未開展他的社交圈，很少跟陌生人接觸，所以他們很高興我的伴訪提供了互動機會。在這趟訪視中，社工跟案主討論如何向房東說明水槽的問題，並鼓勵他先自行嘗試與房東聯繫。之後社工詢問他的生活狀況，特別關心他採買食物與煮食的情形，並在案主同意之下查看了冰箱。接著就計劃下一趟訪視將帶他去超市，學習選購蔬果以有更均衡的飲食。

積極性社區處遇方案即是以這樣鉅細靡遺的做法，服務各種狀態的病患，強調善用病患既存的能力，以達成獨立生活爲目標。積極性社區處遇方案立意讓「本應在精神病院接受治療的病患，可以成功在社區中得到治療，且無須將照顧負擔轉嫁給家人[60]」。許多研究也顯示，積極性社區處遇方案成功讓服務對象安穩在社區中生活、有效減少再住院[23]，名列於美國物質濫用暨精神健康服務管理局推薦之循證實務方案之中[24]。

積極性社區處遇方案也運用於其他人群，例如以「居住優先」模式（Housing First）服務無

㉓ 有關積極性社區處遇方案的資訊與實證研究成果，請進一步參考美國物質濫用暨精神健康服務管理局（Substance Abuse and Mental Health Services Administration，簡稱SAMHSA）的網頁：SAMHSA. (2008). Assertive Community Treatment (ACT) Evidence-Based Practices (EBP) KIT. https://store.samhsa.gov/product/assertive-community-treatment-act-evidence-based-practices-ebp-kit/sma08-4344

㉔ 美國物質濫用暨精神健康服務管理局循證實務方案資源中心（SAMHSA Evidence-Based Practices Resource Center, https://www.samhsa.gov/resource-search/ebp）統整經研究驗證、成功達到標的指標的藥物濫用與精神健康服務方案，並致力於其推廣與運用，提供各方案執行之相關工具。

家者[61]，讓這些經常伴隨精神疾病、物質使用等複雜議題的無家者無條件地先在社區中找到住所，再以積極性社區處遇作爲外加支持，協助他們穩定在社區中居住。

個別化安置與支持模式(Individual Placement and Support, IPS)

個別化安置與支持模式，是一九九〇年代初期於美國新罕布夏州發展出來的就業服務[62]。在此之前，美國的職業復健領域受到爲心智障礙者所發展出的支持性就業模式影響，採取先訓練、再安置就業的進階式安排。然而對精神病患而言，階梯模式有諸多弊病，例如職業訓練類型有限，且多屬於低薪的勞務工作；強制先行參與如此的職業訓練才得以就業，往往使得就業者在訓練階段就失去興趣；就業安置未將就業者偏好納入考量，也常使得就業者難以在被安置的職位上持續工作[63]。

爲避免重蹈傳統階梯模式覆轍，幾位學者與實務工作者依循當時興起的精神復元觀點，嘗試提供以人爲中心的就業支持，逐漸形成個別化安置與支持模式。它在操作上有八大原則：①直接提供競爭性就業；②摒棄評估、訓練、就業諮商等一連串的步驟，而是以直接、快速之求職爲宗；③尊重求職者的喜好來安排就業服務，而非以專業人員的判斷爲依歸；④依求職者偏好系統性地發展工作機會；⑤無排除條款，不論就業準備、症狀或障礙程度，皆提供就業服務；⑥與精神復健團隊整合來提供服務；⑦提供個別化、易懂且正確的福利相關資訊，以及⑧依個別需求提供就業支持，無服務期間的限制[64]。

在實務上，同一位就業專員協助就業者求職，也直接在職場中支持就業者執行工作內容、適應職場、安排交通等，後續更持續協助就業者與雇主溝通、人際互動等與穩定就業相關的議題。長期且不間斷的互動關係讓就業專員得以深入了解就業者的特性，有助於就業安排。

同時，此模式並非讓就業專員單打獨鬥，而是採用跨專業團隊來提供整合服務。團隊成員包括就業專員、精神科醫師、護理師、社工師以及個案管理員。團隊透過定期開會分享就業者的最新發展，以求在處遇執行上實質且同步地互相支持，達到服務「全人」的效益。

多國研究皆顯示，個別化安置與支持模式對精神病患的就業服務成效卓著。一項綜整研究分析發現，與一般就業服務相比，使用個別化安置與支持模式的就業者，找到競爭性就業工作的可能性較高、工作維持得比較久、工作時數較長、收入較高。另有些許證據顯示，在部分情況下，個別化安置與支持模式可能有助於就業者在生活品質方面的提升[65]。

我國雖未採用個別化安置與支持模式，但徐淑婷醫師曾於二〇一二年至二〇一四年間進行個別化安置與支持模式的實驗計畫。此實驗在六十二位參與者中，成功推介四十八人，其中達現行三個月以上穩定工作標準有二十八人。這些參與者皆未參與現有的就業服務體系，但這二十八位就業者仍然在三年內平均持續工作達十二個月之久[66]，顯示我國精神病患的就業潛能。

復康足球

義大利精神科醫師拉法利（Mauro Raffaelli）是以足球作爲治療手段的創始

者。於一九九〇年代，他在爲一位病患注射藥物時，注意到病患的腿很壯碩，跟他聊起是否曾爲運動員。病患表示：沒錯，他曾踢足球。在這個幾乎人人從小都玩足球的國度，這段互動帶給拉法利醫師一個靈感：他可以讓病患踢球，甚至參加比賽，讓他們回到如童年時期健康快樂的時光。

拉法利醫師和另一位精神科醫師儒洛（Santo Rullo）一起發展足球療法。踢足球之所以對球員有好處，除了喚回自己沒有生病時的情感記憶，運動本身也會增加腦中抑制痛苦訊號、讓人感覺良好的「腦內啡」。更重要的是，足球是一種團隊運動。在足球隊這個社會團體中，每位球員都有自己的角色，須自律、遵守規範，也必須相互支持，以維護團隊的發展。這樣的社群融合經驗，也正是精神病患所需要的，並可能將在球隊的經驗，帶到日常生活的其他面向[67]。換言之，足球對於精神病患的生理、心理與社會層面都可能有重要的影響。

學術界也開始關注足球對精神病患的效應，雖然仍需要更多研究的探索和驗證[68]，但目前已有研究發現足球練習可以減少思覺失調症患者因服用抗精神病藥物的體重增加，並改善他們主觀的身心健康和運動表現[69]。同時，許多報導記載，不論是病患本身，或從旁觀察的實務工作者與親友，無不對病患參與足球運動後的正向改變有目共睹。

一開始義大利這群足球愛好者，也不免受到歧視對待，例如運動場的管理者不希望更衣室裡出現「瘋子」，或有人聲稱這些球員會攻擊旁觀者，但事實證明這些恐懼毫無根據。目前義大利各地已有約五十個復康足球隊，也經常舉辦足球聯賽與錦標賽。目前復康足球也已在多個國家推行。日本於二〇一三年成立日本社會足球協會，鑽研運動社會學的田中（Nobuko Tanaka）教授更在二〇一六年舉辦第一屆國際盃精神病患五人制足球賽。二〇一七年一部名爲《Crazy for Football: The Craziest World Cup》的紀錄片記錄的正是來自義大利各地的復康足球隊員，在精神科醫師儒洛領軍下，到日本大阪市參加這個足球賽的經過。

我國的復康足球則是由嘉義市心康復之友協會從二〇一五年起大力推動。協會不僅在嘉義市開辦每週固定的足球練習，也在全國各地經由體驗推廣來支持足球團體的成立，更透過心滿意足盃全國復康足球賽的舉辦，讓國內成軍的隊伍能相互較量。除此之外，我國也積極與國際接軌，曾於二〇一八年辦理復康足球台日交流論壇，更遠道前往日本與香港參與賽事，切磋球技。

精神會所模式（The Clubhouse Model）

精神會所模式是在美國「去機構化」運動的背景之下逐漸發展成形。紐約活泉之家（Fountain House in New York City）是精神會所模式的原型，它源起於大型機構仍盛行的年代，一群在紐約州立羅克蘭精神病院（Rockland State Hospita）的病患在院內組成自助團體，相互支持、陪伴。當他們離開醫院後，爲持續彼此的聯繫，於一九四四年組成一個名爲「我們並不孤單（We Are Not Alone）」的自助團體，並在志工協助下，購置團體固定聚會的場所。自助團體從一開始就刻意不聚焦於精神疾病，反而以破除社會孤立、提升連結性、希望感與相互支持爲宗旨。透過自助團體的社交聚會，成員深刻感受被了解與被接納，並形成彼此的支持網絡[70]。

這個自助團體隨後於一九四八年更名爲「紐約活泉之家」。直到一九五五年，社會工作者比爾德（John Beard）成爲紐約活泉之家的總幹事，帶來了創新且重要的變革。比爾德推行的工作方法，是讓會員和工作人員在如同職場的「工作日」中，一起決策與執行維持活泉之家營運所需完成的各項事務，同時透過這個相互支持的工作社群，來發展地位平等的夥伴關係。這種做法彰顯幾項重要的精神：會所是屬於其會員；會所的氛圍讓會員感覺他們每天的出勤是値得的，並且會所因他們的參與而有所不同；會員扮演貢獻者的角色；以及會員感受到被需要[71]。而參與的會員也有機會感受接納與支持，並從參與中建立自信與自我肯定。

活泉之家工作人員的組成十分多元，除精神衛生相關專業（如社會工作、職能治療、心理、諮商輔導、護理等）之外，也有其他領域之專才（如文化人類學、公共藝術等），以與背景更爲多元與多樣的會員群體相契合。在不提供治療的前提下，會所工作人員的實務工作著重在三個相互交織、影響的面向，包括建立社群關係、經營工作日以及支持會員達成個人目標[72]。

國際精神會所組織（The Clubhouse International）更透過所屬會所的共同討論，建立國際精神會所準則[73]，對於會籍、會所運作、空間使用、就業服務與行政層面等提供規範。這套準則不僅梳理出會所之所以發揮成效的關鍵原則，也是會員的權利法案與工作人員的倫理規範，也因此這套準則成爲該組織進行精神會所認證時的評量標準。

會所模式於二〇一一年被美國物質濫用暨精神健康服務管理局納入其推薦之循證實務方案。在綜整研究分析中顯示，精神會所模式在促進就業、減少住院和提高生活品質方面的成效。此外也有部分結果顯示精神會所模式在教育和社會面向上有正向影響[74]。目前全世界有超過三百五十家經過國際精神會所組織認證的精神會所，分布於三十二個國家。

我國過去二十多年來，也在不同程度上援引精神會所的模式。除台北市真福之家持續經國際精神會所組織認證之外，其餘如新北市慈芳關懷中心、台北市向陽會所與台北市興隆會所，則是在本土環境與條件的基礎上嘗試運作會所模式精神與工作方法。近年來，衛生福利部社會及家庭署推動「精神障礙者協作模式服務據點」則是擇取成員與工作人員「肩並肩」的協同工作形式來運作，同時提供成長課程等休閒活動、社區活動與外展服務等，以擴大精神病患社區參與的機會。

家屬精神健康教育方案(Family Psychoeducation)

一九七〇年代之前，腦科學尚不發達，美國精神醫學界盛行將不當親職或病態的家庭關係論述爲思覺失調症的成因，並以家庭治療（family therapy）爲主要的家庭處遇工具。然而，將家屬視爲問題的治療並無助於改善家屬與病患在日常互動中的摩擦。有鑑於此，匹茲堡大學醫學中心的兩位學者安德森（Carol Anderson）與和格提（Gerard E. Hogarty）從臨床實務中反省，以問題解決導向的做法來改革家庭處遇模式。他們針對家屬的情緒反應以及與病患的應對，提供具建設性的指引，開發出家屬精神健康教育方案的雛形[75]。精神科醫師麥法蘭（William R. McFarlane）則更進一步將精神健康教育方案以不同形式運作（如一個家庭或由多個家庭組成的團體；純粹家屬的團體，或家屬與病患混合的團體），並運用於不同對象（如其他身心疾病）[76]。

「精神健康教育」與家庭治療極爲不同。在家庭治療中，家屬是矯正的對象；但在家屬精神健康教育方案中，精神疾病才是處遇的標的。在家屬精神健康教育方案中，實務工作者是夥伴、病患和家屬一起努力支持精神復元。同時，方案內容強調同理家屬情緒與行爲反應、辨識症狀起伏的壓力源以及發病徵狀、家屬的應對策略以及問題解決方法。方案以系統性的規劃，通常包含八到十二個單元爲一週期，用講課、多媒體教材、經驗分享、討論等方式來進行[77]。

精神健康教育方案除可由專業人員來主持，也能由家屬同儕經過培訓後來帶領。由同樣是病患家屬的柏蘭(Joyce Burland)博士於一九九一年開發的「家屬對家屬教育方案」(NAMI Family-to-Family)即是一門由家屬同儕帶領、爲期十二週的課程，強調家屬的支持與疾病教育、自我照顧和解決問題。此方案在美國全國精神疾病聯盟(National Alliance on Mental Illness, NAMI)大力推動之下，成爲最廣爲使用的家屬支持方案[78]。

家庭精神健康教育方案在過去數十年來已累積衆多實證研究，有強而有力的證據支持：在思覺失調症患者進行藥物治療的同時，提供家屬精神健康教育方案將有效減少疾病復發或再度入院[79][80]。家屬也從此方案獲益，特別是由家屬同儕帶領的課程，雖然參加者主觀的照顧負荷並未減輕，但強化了他們以問題爲中心的應對能力，以及情緒方面的因應策略[81]。

香港浸會大學社工系趙雨龍博士根據香港之社會文化特質，將「家屬對家屬教育方案」修訂爲爲期八週的家連家精神健康教育課程（FamilyLink Mental Health Education Program）。魏芳婉博士於二〇〇三年將此課程引進台灣，並依我國之文化脈絡與體系再度修訂，成爲我國家屬精神健康教育發展之始[82]。目前臺灣家連家精神健康教育協會正於全國各地致力於此課程之推廣。

身心健康行動計畫（Wellness Recovery Action Plan, WRAP）

「身心健康行動計畫」模式是一九九七年於美國佛蒙特州北部，由柯普蘭（Mary Ellen Copeland）博士帶領數十名精神病患所共同討論出來的維持自身健康的實用策略。柯普蘭博士本身也患有精神疾病，這個行動計畫之所以能如此貼近精神病患面臨危機的經驗，且能回應病患渴望維持穩定的心聲，正是因爲這是透過精神病患集合群體力量一同發展而成的模式[83]。

「身心健康行動計畫」模式強調希望、個人責任、教育、自我倡議與同儕支持，而這項行動計畫正是這些精神的具體實踐。行動計畫的設定包括裝配「身心健康工具箱」以及完成六個行動計畫項目[84]。「身心健康工具箱」指的是自己不論在平時或病情起伏時，可以用來自我照顧的資源清單。因此這個工具箱可能包括聽音樂，與朋友聯繫，深呼吸，專注力練習，學習放鬆和減輕壓力的技巧，寫日記，對鏡子給自己一個微笑，運動，散步，健康飲食，晒太陽和睡個好覺等項目。

接下來是設計行動計畫的內容。第一個項目是做「日常計畫」，包括描述自己處於身心狀態最舒適時的樣子，列出在日常生活中如何運用上述工具來保持身心安康。第二項是列出「壓力源」，即找到讓自己感到不舒服的事件或情況，以及工具箱中可以應對的工具。第三項是列出「早期預警訊號」，指的是自己內在細微的、讓自己知道身心感到不適的訊號。認識並經常檢視預警訊號可以幫助自己在症狀惡化之前採取行動，也可以預先計劃當訊號出現時可以運用的工具。

第四項是爲「當狀況眞的變糟時」做計畫。可以列出自己所知狀況急轉直下的徵兆，例如一直感到悲傷或開始聽到聲音，以及立即可以運用的工具箱資源來預防危機發生。第五項「危機處理計畫」是因應危機發生時所預立的處理計畫。這份計畫要跟自己信賴的人一起討論，並讓周遭的人知道計畫內容。計畫中包括指定自己信任的人，讓他們知道當自己出現何種跡象時（例如已超過三個晚上沒睡覺），他們需要開始介入；在這段期間自己希望是由誰照顧，由誰接手執行計畫；希望去哪家醫院還是待在家裡；其他人可以做的、會對自己有幫助的事情；以及明說這些人可能會做但卻是在幫倒忙的事。這種超前部署的計畫，可以讓自己凌駕於危機之上，就算情況再混亂，也能有所掌控。

第六項「危機後計畫」，是爲危機過後慢慢恢復的過程制定計畫。這個部分可以包括自己已經脫離危機狀況的徵象；希望可以在危機之後提供支持的人；如果在危機當中入院，出院回到家時需要的協助等。「危機後計畫」也包括事後的檢視，如該如何避免再次發病、該向誰道謝、該向誰道歉、該跟誰修補關係、該如何就工作、醫療、法律、財務上的問題作善後處理等。最後也可就這次危機的經驗檢討自己的「身心健康行動計畫」，以及生活作息有哪些需要調整的地方。

根據模式的設計，上述的「身心健康行動計畫」是在由受過培訓的同儕所帶領的自我健康維護團體中進行。透過通常爲期八週、每週一次兩個半小時的團體聚會，兩位同儕領導員帶領著八到十二位自願參與的團體成員，一起從講課、討論與活動中，來探討生命經驗並完成計畫[85]。

雖然身心健康行動計畫也可以採其他方式來運用，但研究顯示，唯有以「身心健康行動計畫」模式原本設計、由病患同儕帶領的團體形式來進行，才可能彰顯這個模式的效果。在此前提下，研究發現，能夠自我管理疾病有助於降低參與者的憂鬱程度，同時提升主觀的復元[86]。此模式也有助於參與者提升目標導向與自信[87]，且長期下來，參與者回報的服務使用與服務需求也降低了[88]。

紐約市降落傘計畫(Parachute NYC)

有鑑於受精神疾病之苦的人平時不一定有適當的求助管道，到頭來只能在危機中緊急送醫處理、讓就醫等同於創傷經驗，紐約市健康與精神衛生局運用政府補助，召集一群實務工作者與研究者，於二〇一二年至二〇一八年間進行「紐約市降落傘計畫」。這個創新的實驗性公共精神衛生服務模式，目的是讓精神病患於危機來臨時，不再失速墜落，而是在有如降落傘的保護下，以「軟著陸」的方式，緩緩地回到一般狀態。

為達此目的，「紐約市降落傘計畫」的設計融合「開放式對話（Open Dialogue）」與「意圖性同儕支持（Intentional Peer Support）」，希望藉此為病患形成社區的自然支持網絡，減少使用緊急精神醫療的需要。

「開放式對話」是一九八〇年代在芬蘭發展出來的服務模式，強調的是人的價值、日常關係和對情境的理解，而非症狀和診斷。對話重點在於促進病患與其支持網絡之間的相互信任和開放交流。因此所有資訊都共享，所有聲音都被聽到，從而在整個支持過程中認識到觀點的多樣性並反映權力差異[89]。

「意圖性同儕支持」是一九九〇年代由精神病患同儕開發來為同儕提供支持的方法。其精神在於將危機視為機會、重視夥伴關係並運用肯認創傷經驗的方式相互連結與支持，強調希望與成長[90]。

因此，「紐約市降落傘計畫」是由融入病患同儕的團隊來提供三種相通的服務：暖線電話、行動團隊服務及危機喘息中心。暖線電話是由受過培訓的同儕接線，讓來電者能夠直接進入經驗相通、能被了解的對話。

行動團隊服務則是由包含同儕以及如社會工作師、家庭治療師、護理師或精神科醫師的團隊到家中服務。這個團隊從首次服務就會邀請至少一位家人或親友一起參與病患的「網絡會議」。網絡會議的形式、頻率與討論內容，全然依照病患的需求。例如病患在開始接受服務、處於穩定狀態時，一週安排一次網絡會議。隨著危機發生，開會頻率就會增加。網絡會議的目的在於容許多種觀點並呈、相互尊重、沒有「誰說了算」，藉此充分討論病患以及網絡目前面臨的議題。這樣的討論能增進相互了解、避免猜忌，也有助於針對狀況做透明的決策。

當病患面臨危機時，則可選擇入住危機喘息中心。危機喘息中心位於社區當中，是一個與一般家庭無異的環境。病患可以選擇在那裡放鬆休息，或是繼續平日如上班或上學的活動。但只要有需求，同儕或專業人員隨時可以給予協助，並且行動團隊服務的網絡會議也會在病患入住喘息中心期間繼續進行。病患等到回復常態後再離開，或可以在網絡支持下，進一步選擇醫療協助。

「紐約市降落傘計畫」由於執行的期間不長，相關學術研究不多。初步發現，此模式的使用者雖然對網絡會議的做法看法不一，有些認爲沒有反映急迫性，有些肯定其全面觀照，但整體而言，使用者肯定其可及性和靈活性以及團隊建立的平等關係，並認爲此模式改善了他們的自我理解以及網絡成員彼此之間的關係[91]。另有研究發現，使用者的醫療補助與住院次數，皆比非使用者要少[92]。

「紐約市降落傘計畫」讓同儕挑大梁、擔任各項服務實質的要角，並且採取以對話爲主的工作方法，都是前所未有的嘗試。但也可能因爲這個創新模式與現行做法差距甚大，因此僅止於實驗階段，且在執行過程中遭遇非常多阻礙[93]。然而這個嘗試依然提供了一個可能性供我們深思。

92. Bouchery, E. E., Barna, M., Babalola, E., Friend, D., Brown, J. D., Blyler, C., &Ireys, H. T. (2018). The effectiveness of a peer-staffed crisis respite program as an alternative to hospitalization. *Psychiatric Services, 69*(10), 1069-1074.
93. Hopper, K., Van Tiem, J., Cubellis, L., & Pope, L. (2020). Merging intentional peer support and dialogic practice: Implementation lessons from Parachute NYC. *Psychiatric Services, 71*(2), 199-201.

Psychiatric Services, 62(6), 591-597.

82. 魏芳婉、趙雨龍（2005），〈家連家精神健康教育課程在台灣實施之前驅性研究〉，《東吳社會工作學報》，12，19-48。
83. WRAP. (2024). *Origins of WRAP.* https://www.wellnessrecoveryactionplan.com/what-is-wrap/the-wrap-story/
84. WRAP. (2024). *WRAP Is....* https://www.wellnessrecoveryactionplan.com/what-is-wrap/
85. WRAP. (2024). *The Way WRAP Works.* https://www.wellnessrecoveryactionplan.com/what-is-wrap/the-way-wrap-works/
86. Canacott, L., Moghaddam, N., & Tickle, A. (2019). Is the Wellness Recovery Action Plan (WRAP) efficacious for improving personal and clinical recovery outcomes? A systematic review and meta-analysis. *Psychiatric rehabilitation journal, 42*(4), 372-381.
87. Cook, J. A., Copeland, M. E., Floyd, C. B., Jonikas, J. A., Hamilton, M. M., Razzano, L., ... & Boyd, S. (2012). A randomized controlled trial of effects of Wellness Recovery Action Planning on depression, anxiety, and recovery. *Psychiatric Services, 63*(6), 541-547.
88. Cook, J. A., Jonikas, J. A., Hamilton, M. M., Goldrick, V., Steigman, P. J., Grey, D. D., ... & Copeland, M. E. (2013). Impact of Wellness Recovery Action Planning on service utilization and need in a randomized controlled trial. *Psychiatric Rehabilitation Journal, 36*(4), 250-257.
89. Frontiers. (n.d.). *Open Dialogue Around the World – Implementation, Outcomes, Experiences, and Perspectives.* https://www.frontiersin.org/research-topics/29062/open-dialogue-around-the-world---implementation-outcomes-experiences-and-perspectives/magazine
90. Intentional Peer Support. (2024). *What is IPS?* https://www.intentionalpeersupport.org/what-is-ips/?v=b8a74b2fbcbb
91. Wusinich, C., Lindy, D. C., Russell, D., Pessin, N., & Friesen, P. (2020). Experiences of Parachute NYC: An integration of open dialogue and intentional peer support. *Community Mental Health Journal, 56*(6), 1033-1043.

clubhouse-intl.org/wp-content/uploads/2024/01/standards_2023_TradChi_01-29-24.pdf

74. McKay, C., Nugent, K.L., Johnsen, M., Eaton, W.W., &Lidz, C.W. (2018). A systematic review of evidence for the clubhouse model of psychosocial rehabilitation. *Administration and Policy in Mental Health and Mental Health Services Research,* 45, 28-47.
75. Hogarty, G. E. (2003). Does family psychoeducation have a future? *World Psychiatry, 2*(1), 29-30.
76. Lukens, E. P., & McFarlane, W. R. (2004). Psychoeducation as evidence-based practice: Considerations for practice, research, and policy. *Brief Treatment & Crisis Intervention, 4*(3), 205-225.
77. Substance Abuse and Mental Health Services Administration. (2009). *Family Psychoeducation: Building Your Program*. HHS Pub. No. SMA-09-4422, Rockville, MD: Center for Mental Health Services, Substance Abuse and Mental Health Services Administration, U.S. Department of Health and Human Services.
78. National Alliance on Mental Illness. (2014). *NAMI Family-to-Family: Evidence Meets Experience*. https://www.nami.org/Blogs/NAMI-Blog/March-2014/NAMI-Family-to-Family-Evidence-Meets-Experience
79. Bighelli, I., Rodolico, A., García-Mieres, H., Pitschel-Walz, G., Hansen, W. P., Schneider-Thoma, J., ... & Leucht, S. (2021). Psychosocial and psychological interventions for relapse prevention in schizophrenia: A systematic review and network meta-analysis. *The Lancet Psychiatry, 8*(11), 969-980.
80. Rodolico, A., Bighelli, I., Avanzato, C., Concerto, C., Cutrufelli, P., Mineo, L., ... & Leucht, S. (2022). Family interventions for relapse prevention in schizophrenia: A systematic review and network meta-analysis. *The Lancet Psychiatry. 9*(3), 211-221.
81. Dixon, L. B., Lucksted, A., Medoff, D. R., Burland, J., Stewart, B., Lehman, A. F., ... & Murray-Swank, A. (2011). Outcomes of a randomized study of a peer-taught family-to-family education program for mental illness.

63. Drake, R. E., Becker, D. R., & Bond, G. R. (2019). Introducing individual placement and support (IPS) supported employment in Japan. *Psychiatry and Clinical Neurosciences, 73*(2), 47-49.
64. IPS Employment Center. (2024). *What is IPS?* https://ipsworks.org/index.php/what-is-ips/
65. Frederick, D. E., & VanderWeele, T. J. (2019). Supported employment: Meta-analysis and review of randomized controlled trials of individual placement and support. *PLOS ONE, 14*(2), e0212208.
66. 徐淑婷（2018年7月21日），〈職業康復的共舞〉社會與社區精神醫學會年會。https://www.ttpc.mohw.gov.tw/public/news/handouts/a1fe87dc3ce5a679b11ffb858993f509.pdf
67. Thomas, S. (2008, March 18). *Sport relief: The soccer team for schizophrenics*. The Independent.https://www.independent.co.uk/life-style/health-and-families/features/sport-relief-the-soccer-team-for-schizophrenics-797096.html
68. Friedrich, B., & Mason, O. J. (2017). "What is the score?" A review of football-based public mental health interventions. *Journal of Public Mental Health, 16*(4), 144-158.
69. Battaglia, G., Alesi, M., Inguglia, M., Roccella, M., Caramazza, G., Bellafiore, M., & Palma, A. (2013). Soccer practice as an add-on treatment in the management of individuals with a diagnosis of schizophrenia. *Neuropsychiatric Disease and Treatment, 9*, 595-603.
70. Fountain House. (n.d.).*Our Founding Story.* https://www.fountainhouse.org/about/our-history
71. Beard, J. H., Propst, R. N., & Malamud, T. J. (1982). The Fountain House model of psychiatric rehabilitation. *Psychosocial Rehabilitation Journal, 5*(1), 47–53.
72. Chen, F. P. (2017). Building a working community: Staff practices in a clubhouse for people with severe mental illness. *Administration and Policy in Mental Health and Mental Health Services Research, 44*(5), 651-663.
73. 國際會所（2023），會所服務之準則 2023 年 12 月（中文版）。https://

NAMI-Family-to-Family
52. WRAP. (2024). *WRAP Is....* https://www.wellnessrecoveryactionplan.com/what-is-wrap/
53. Wusinich, C., Lindy, D. C., Russell, D., Pessin, N., & Friesen, P. (2020). Experiences of parachute NYC: An integration of open dialogue and intentional peer support. *Community Mental Health Journal, 56*(6), 1033-1043.
54. Amsalem, D., Hasson-Ohayon, I., Gothelf, D., & Roe, D. (2018). Subtle ways of stigmatization among professionals: The subjective experience of consumers and their family members. *Psychiatric Rehabilitation Journal, 41*(3), 163-168.
55. Hsieh, H. F., & Shannon, S. E. (2005). Three Approaches to Qualitative Content Analysis. *Qualitative Health Research, 15*(9), 1277–1288.
56. Brown, B. (2010, June). *The power of vulnerability* [Video]. TED: Ideas Worth Spreading.https://www.ted.com/talks/brene_brown_the_power_of_vulnerability?subtitle=zh-tw
57. 藍佩嘉（2021年3月17日）〈臺大社科院人才培育系列講座：專書寫作及出版〉。YouTube: https://www.youtube.com/watch?v=rN6oIOUFLoU
58. Gold Award: A community treatment program: Mendota Mental Health Institute: Madison, Wisconsin. 1974. (2000). *Psychiatric Services, 51*(6), 755–758.
59. Gold Award: A community treatment program: Mendota Mental Health Institute: Madison, Wisconsin. 1974. (2000). *Psychiatric Services, 51*(6), 755–758.
60. Gold Award: A community treatment program: Mendota Mental Health Institute: Madison, Wisconsin. 1974. (2000). *Psychiatric Services, 51*(6), 755.
61. Tsemberis, S., Gulcur, L., & Nakae, M. (2004). Housing first, consumer choice, and harm reduction for homeless individuals with a dual diagnosis. *American Journal of Public Health, 94*(4), 651–656.
62. Drake, R. E. (1998). A brief history of the Individual Placement and Support model. *Psychiatric Rehabilitation Journal, 22*(1), 3-7.

placement and support. *PLOS ONE, 14*(2), e0212208.

43. Battaglia, G., Alesi, M., Inguglia, M., Roccella, M., Caramazza, G., Bellafiore, M., & Palma, A. (2013). Soccer practice as an add-on treatment in the management of individuals with a diagnosis of schizophrenia. *Neuropsychiatric Disease and Treatment, 9*, 595-603.
44. Ng, S. S., Leung, T. K., Ng, P. P., Ng, R. K., & Wong, A. T. (2020). Activity participation and perceived health status in patients with severe mental illness: a prospective study. *East Asian Archives of Psychiatry, 30*(4), 95-100.
45. Romain, A. J., Longpré-Poirier, C., Tannous, M., & Abdel-Baki, A. (2020). Physical activity for patients with severe mental illness: Preferences, barriers and perceptions of counselling. *Science & Sports, 35*(5), 289-299.
46. Thomas, S. (2008, March 18). *Sport relief: The soccer team for schizophrenics*. The Independent.https://www.independent.co.uk/life-style/health-and-families/features/sport-relief-the-soccer-team-for-schizophrenics-797096.html
47. Chen, F. P. (2017). Building a working community: Staff practices in a clubhouse for people with severe mental illness. *Administration and Policy in Mental Health and Mental Health Services Research, 44*(5), 651-663.
48. Harvey, C. (2018). Family psychoeducation for people living with schizophrenia and their families. *BJPsych Advances, 24*(1), 9-19.
49. Bighelli, I., Rodolico, A., García-Mieres, H., Pitschel-Walz, G., Hansen, W. P., Schneider-Thoma, J., ... & Leucht, S. (2021). Psychosocial and psychological interventions for relapse prevention in schizophrenia: A systematic review and network meta-analysis. *The Lancet Psychiatry, 8*(11), 969-980.
50. Rodolico, A., Bighelli, I., Avanzato, C., Concerto, C., Cutrufelli, P., Mineo, L., ... & Leucht, S. (2022). Family interventions for relapse prevention in schizophrenia: A systematic review and network meta-analysis. *The Lancet Psychiatry. 9*(3), 211-221.
51. National Alliance on Mental Illness. (2024). *NAMI Family-to-Family*. https://www.nami.org/Support-Education/Mental-Health-Education/

meta-analytic review. *Perspectives on Psychological Science, 10*(2), 227-237.

32. Mushtaq, R., Shoib, S., Shah, T., & Mushtaq, S. (2014). Relationship between loneliness, psychiatric disorders and physical health? A review on the psychological aspects of loneliness. *Journal of Clinical and Diagnostic Research, 8*(9), WE01-WE04.
33. 曾沛瑜（2016年5月1日），〈一顆足球讓社區鄰里不再害怕精障病友〉，《康健雜誌》。https://www.commonhealth.com.tw/article/72000
34. O'Brien, C. J. (2021). "A prison in your community" : Halfway houses and the melding of treatment and control. *Journal of American History, 108*(1), 93-117.
35. Yip, K. S. (2003). An analysis of the anti-psychiatric halfway house movement in Hong Kong. *Administration and Policy in Mental Health and Mental Health Services Research, 30*(6), 535-544.
36. Nelson, G., & Laurier, W. (2010). Housing for people with serious mental illness: Approaches, evidence, and transformative change. *The Journal of Sociology & Social Welfare, 37*(4), 123-146.
37. Carling, P. J. (1995). *Return to community: Building support systems for people with psychiatric disabilities*. New York, NY: The GuilfordPress.
38. Rogers, E. S., Kash-MacDonald, M., & Olschewski, A. (2009). *Systematic review of supported housing literature 1993–2008*. Boston: Boston University, Sargent College, Center for Psychiatric Rehabilitation.
39. Lieberman, J. A., Drake, R. E., Sederer, L. I., Belger, A., Keefe, R., Perkins, D., & Stroup, S. (2008). Science and recovery in schizophrenia. *Psychiatric Services, 59*(5), 487-496.
40. Stein, L. I., & Santos, A. B. (1998). *Assertive community treatment of persons with severe mental illness*. WW Norton & Company.
41. Chen, F. (2008). Working with families in Assertive Community Treatment (ACT): The case manager's perspective. *American Journal of Orthopsychiatry, 78*(4), 456-465.
42. Frederick, D. E., & VanderWeele, T. J. (2019). Supported employment: Meta-analysis and review of randomizedcontrolled trials of individual

psychosis. *Early Intervention in Psychiatry, 10*(2), 122-128.

22. Solomon, P. L., Cavanaugh, M. M., & Gelles, R. J. (2005). Family violence among adults with severe mental illness: A neglected area of research. *Trauma, Violence, & Abuse, 6*(1), 40-54.
23. Labrum, T., Zingman, M. A., Nossel, I., & Dixon, L. (2021). Violence by persons with serious mental illness toward family caregivers and other relatives: A review. *Harvard Review of Psychiatry, 29*(1), 10-19.
24. Rady, A., Mouloukheya, T., & Gamal, E. (2021). Posttraumatic stress symptoms, quality of life, and stress burden in caregivers of patients with severe mental illness: An underestimated health concern. *Frontiers in Psychiatry, 12*, 623499.
25. Carmassi, C., Foghi, C., Dell'Oste, V., Bertelloni, C. A., Fiorillo, A., &Dell' Osso, L. (2020). Risk and protective factors for PTSD in caregivers of adult patients with severe medical illnesses: A systematic review. *International Journal of Environmental Research and Public Health, 17*(16), 5888.
26. Blacker, C. J., Frye, M. A., Morava, E., Kozicz, T., &Veldic, M. (2019). A review of epigenetics of PTSD in comorbid psychiatric conditions. *Genes, 10*(2), 140.
27. 謝明憲、劉智民（2000），〈社區精神醫學〉，《實用精神醫學》，353-357。國立臺灣大學醫學院。
28. 謝佳容、蕭淑貞（2006），〈台灣社區精神復健機構的服務現況與展望〉，《精神衛生護理雜誌》，1 (2)，45-54。
29. 陳仙季、陳素慧（2019），〈臺灣精神障礙者多元社區居住服務之經驗——以高雄市爲例〉，《社區發展季刊》，168，169-185。
30. Ernst, M., Niederer, D., Werner, A. M., Czaja, S. J., Mikton, C., Ong, A. D., ... & Beutel, M. E. (2022). Loneliness before and during the COVID-19 pandemic: A systematic review with meta-analysis. *American Psychologist, 77*(5), 660-677.
31. Holt-Lunstad, J., Smith, T. B., Baker, M., Harris, T., & Stephenson, D. (2015). Loneliness and social isolation as risk factors for mortality: A

10. Davidson, L., & Roe, D. (2007). Recovery from versus recovery in serious mental illness: One strategy for lessening confusion plaguing recovery. *Journal of Mental Health*, *16*(4), 459–470, page 460.
11. Yang, L. H., Chen, F., Sia, K. J., Lam, J. J., Lam, K., Ngo, H., . . . Good, B. (2014). "What matters most:" A cultural mechanism moderating structural vulnerability and moral experience of mental illness stigma. *Social Science and Medicine*, ***103***, 84-93.
12. 劉蓉台（2007），〈精障個案社區整合照顧模式〉，《護理雜誌》，54(5)，11-17。
13. 行政院研究發展考核委員會（1995），〈第五章　精神醫療政策與措施〉，《精神病患醫療服務體系之檢討》，101-154，行政院研究發展考核委員會編印。
14. 陳永興（1997），〈國家醫療與精神醫療政策〉，《台灣精神醫學》，11(1)，3-15（第10頁）。
15. 唐文慧（1997），〈精神衛生法之立法過程——政體取向分析〉，《中華心理衛生學刊》，10(1)，1-27。
16. 王婉諭（2020年6月5日），〈王婉諭專欄／臺灣的社區精神照護出了什麼問題？〉，RIGHT PLUS多多益善。https://rightplus.org/2020/06/05/wang-wan-yu-4/
17. 立法院公報處（2022），〈立法院第 10 屆第 5 會期社會福利及衛生環境委員會舉行「精神衛生法」修法公聽會會議紀錄〉，《立法院公報》，111(41)，126。
18. 衛生福利部（2018），《105年身心障礙者生活狀況及需求調查報告》，衛生福利部編印。
19. 蘇昭如（2020），〈「多元」的社區精神病人照護體系〉，《發展多元、整合、友善、復元爲導向的社區精神病人照護體系》，25-37，國家衛生研究院。
20. 謝佳容、蕭淑貞（2006），〈台灣社區精神復健機構的服務現況與展望〉，《精神衛生護理雜誌》，1(2)，45-54。
21. Chen, F., Gearing, R., DeVylder, J., & Oh, H. (April 2016). Pathway model of parental help-seeking for adolescents experiencing first episode

參考文獻

1. Adichie, C. N. (2009, July). *The danger of a single story* [Video]. TED: Ideas Worth Spreading. https://www.ted.com/talks/chimamanda_ngozi_adichie_the_danger_of_a_single_story?language=zh-tw
2. Deegan, P. E. (1988). Recovery: The lived experience of rehabilitation. *Psychosocial Rehabilitation Journal, 11*(4), 11-19.
3. The Psychiatric Rehabilitation Association, (n.d.). *Defining Psychiatric Rehabilitation*. About PRA. https://www.psychrehabassociation.org/about-pra
4. Sheedy, C. K., & Whitter, M. (2009). *Guiding Principles and Elements of Recovery-Oriented Systems of Care: What Do We Know From the Research?* HHS Publication No. (SMA) 09-4439. Rockville, MD: Center for Substance Abuse Treatment, Substance Abuse and Mental Health Services Administration.
5. Solmi, M., Radua, J., Olivola, M., Croce, E., Soardo, L., Salazar de Pablo, G., ... & Fusar-Poli, P. (2022). Age at onset of mental disorders worldwide: Large-scale meta-analysis of 192 epidemiological studies. *Molecular Psychiatry, 27*(1), 281-295.
6. Wyatt, R. J., & Henter, I. (2001). Rationale for the study of early intervention. *Schizophrenia Research, 51*(1), 69-76.
7. 衛生福利部統計處（2021），〈世界心理健康日衛生福利統計通報〉。https://dep.mohw.gov.tw/DOS/cp-5112-63761-113.html
8. 國民健康署慢性疾病防治組（2023），〈您是糖尿病高危險群嗎？要小心糖尿病默默上身！〉。https://www.hpa.gov.tw/Pages/Detail.aspx?nodeid=4705&pid=16913
9. Ellison, M. L., Belanger, L. K., Niles, B. L., Evans, L. C., & Bauer, M. S. (2018). Explication and definition of mental health recovery: A systematic review. *Administration and Policy in Mental Health and Mental Health Services Research, 45*, 91-102.

In conclusion, the author urges a reassessment of Taiwan's mental health care system and the enhancement of community psychiatric rehabilitation. Only by fully addressing the cultural dimensions of mental health recovery can individuals with mental illness receive the necessary support to successfully return home.

Author: Fang-pei Chen

Dr. Fang-pei Chen received her PhD in Social Welfare from the University of Wisconsin-Madison in the USA. She is a Full Professor at National Chung Cheng University in Taiwan. Her scholarship focuses on enhancing community psychiatric rehabilitation to support mental health recovery for people with mental illness. Her research areas include: lived experiences with mental illness, cultural and social factors influencing mental health recovery, practices of community psychiatric rehabilitation services, and mental health legislation and system operation.

Published by Guerrilla Publishing Co., Ltd., 2024
ISBN 9786269840656

responsibilities, participating in household chores or family duties, and maintaining employment. Essentially, they needed to demonstrate their "usefulness" and regain social standing. Research analysis indicated that those who achieved these goals successfully were more likely to return home or establish independent lives in the community, bringing joy to their families. Conversely, individuals who struggled to meet these benchmarks found it challenging to integrate fully into community life and required ongoing family support.

However, stigma surrounding mental illness in the community hindered residents' reintegration efforts. Inadequate allocation of resources for psychiatric rehabilitation and employment services in Taiwanese communities exacerbated these challenges, leading affected individuals to be perceived as "unproductive."

The mental health recovery movement advocates for acknowledging the "personhood" of individuals with mental illness. In Taiwanese society, which places significant emphasis on familial responsibilities and societal expectations as integral to personhood, this recognition is crucial. Therefore, the journey home is not just a personal endeavor but a cultural pursuit—a testament that individuals with mental illness can meet societal norms expected of adults.

The Journey Home:
The Cultural Pursuit of People with Mental Illness

Due to the limited resources for psychiatric rehabilitation, families often become the only source of support for Taiwanese with mental illness in the community. Consequently, the decision to discharge someone from a psychiatric facility hinges largely on their family's choice.

So, what does it take for Taiwanese with mental illness to return home after extended institutional care?

Drawing on a qualitative research project, this book delves into the experiences of residents of psychiatric halfway houses transitioning to community living. Through the perspectives of residents, their families, and halfway house staff, the author explores the concept of home, identifies factors that support successful reintegration, and discusses the challenges encountered in community living.

Given the substantial caregiving burden previously shouldered by families alone, their hesitation to accept the resident's return often stemmed from concerns about recurring past difficulties. In response, residents demonstrated readiness for community living by assuming self-care

Misfits 28

回家

在社區得到復健與支持，精神病患也能安居樂業。當生活過得好，生病又如何？

作　　者　陳芳珮
責任編輯　李晏甄
封面設計　朱疋
美術設計　丸同連合
印　　刷　漢藝有限公司
初版一刷　2024年8月28日
定　　價　420元
I S B N　9786269840656（平裝）
　　　　　9786269840649（EPUB）

出 版 者　游擊文化股份有限公司
網　　站　https://guerrillalibratory.wordpress.com
電　　郵　guerrilla.service@gmail.com

總 經 銷　前衛出版社＆草根出版公司
地　　址　104臺北市中山區農安街153號4樓之3
電　　話　(02) 2586-5708
傳　　眞　(02) 2586-3758

國家圖書館出版品預行編目(CIP)資料

回家：在社區得到復健與支持，精神病患也能安居樂業。當生活過得好，生病又如何？／陳芳珮著；初版
臺北市：游擊文化：2024.8
14.8×21公分（Misfits 28）
ISBN　9786269840656（平裝）
1.CST：精神病患　2.CST：精神疾病治療　3.CST：社區精神醫學　4.CST：健康照護
415.9512　　113009594